分裂病治癒者のカルテ

西川　正●著

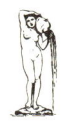

星和書店

◇はじめに

　精神分裂病は，主に薬物療法の発達により，外来で抗精神病薬の少量維持療法を行うと寛解状態を維持し，社会生活を普通に送れるコントロール可能な病気とみなされるようになってきた。しかし，分裂病はその病因がなお不明なことと再発の可能性が高いことから，治癒はありえないと一般的には考えられている。したがって分裂病者に薬物中断を積極的に勧める精神科医は稀といわざるをえない。

　まず，日本の精神医学を代表する精神科医の分裂病者に対する服薬中断に関する意見を列記してみよう。
　中井久夫[26]：私の長期的経験は，薬物を断って「ぎりぎりの健常」の生を生きるよりも，たとえばハロペリドール，2日に1回1mgの生涯服用によってゆとりと幅のある生活を維持するほうが好ましいとする。この「再発保険」は，特に挿間的緊張病で病間期の回復度の高い人に必要である。
　風祭　元[20]：ICD-10のF.20あるいはDSM-Ⅳの295.の項目に相当する「精神分裂病圏」の病気に罹患したものは，原則的には以後半永久的に精神科医の診療と少量でも服薬が必要であると思う。しかし，現在，精神分裂病の異種性はさまざまな面から推測されており，てんかんの中のBECCT（ローランドてんかん）のように，予後のいい病態も含まれている可能性があるので，次のような患者には，2から3年かけて抗精神病薬の減量中止を模索してもよいと考える。
　①　1回だけの急性の精神病の病相，特に30歳以後
　②　服薬のコンプライアンスがよく，医師－患者関係も良好
　③　患者を支える家族がおり，生活状況が安定している（定職・定収入がある。結婚して家庭があるなど）
　この条件に合致しない患者，すなわち，再発患者，10～20代の患者，医師－患者関係が悪くきちんと服薬しない患者，家族状態が悪い患者，単身

の患者，無職の患者などは服薬を中止してはいけない。

　入学，卒業，留学，就職，転居，婚約，結婚，分娩など人生の転帰の前後には原則として薬物の減量・中止は避ける。「環境が変わるときは薬を変えない，薬を変えるときは環境の変わらないとき」というのが原則であるが，実地臨床ではなかなか実行が難しい。このような生活の変化の時期は医療を変える契機となりやすいからである。

　山下　格[51]：最後（寛解状態の持続に関する記述）に，いつ服薬をやめてよいかという問題が起きる。原則は一生のみ続けることであるが，それを患者や家族に宣言すると，場合によって不要な混乱を生ずる。はじめに記した患者の好みに合う薬を，高血圧の薬のように，忘れず気楽にのむことをすすめることが，かえって好結果を生むように思われる。

　臺　弘[49]：少量の薬物による維持療法は再発予防のために欠かせない手段であるが，いつやめるかの目安は個別にしか立てられず，しかも試行錯誤にとどまっているのは残念である。ただし，群馬大学の生活臨床長期転帰調査の自立例の40％が医療と薬物から離れている事実は貴重である。

　次に諸外国の精神科医の意見をみてみよう。

　林　宗義（カナダ）[11]：分裂病を発病早期に治療導入し，治癒の基準を社会適応力の回復におき，精神科医が，薬物療法，精神療法，社会療法を各方面にわたって，きめの細かい治療を行うならば，かなりの率の分裂病者が，完全または不完全寛解の転帰をとる。そして日本での予後不良な2症例に対し，17歳で発症し，カナダのブリティッシュコロンビア大学での治癒例を提示してある。

【患者NC，17歳，カナダ人女性：入院の半年前から自閉的となり，次第に生活も乱れ妄想が出現し，ある一般開業医から紹介入院に至る。薬物療法は最初クロルプロマジン300mg 分3，3日間投与したところ，幻聴，拒絶症，自閉症などがかなり消失し，妄想も痕跡的にみられる程度に軽快。以後は同剤100mgを就床前に投与し，薬物は計18日間継続し以後中止。入院治療は特に患者の社会適応技法（socialization skills），談話技法

(communication skills）などの養成改善に努め，25日間入院。退院後は単身アパート生活とし，6週間の大学精神科のデイケアプログラムに参加。終了後はウエイトレス訓練校に入学し，4カ月の訓練を終え，レストランにウエイトレスとして就職。この間，毎週1回個人精神療法を受け，精神症状の安定はもちろん，自我の発達，両親との関係などにおいても顕著な進歩をみせ，自分の長い将来の目標をどこにおくかを考えるまでによくなった。】

ギルバート（アメリカ）[8]：抗精神病薬の維持療法か断薬を選択するかの危険性－有用性の判断は，個々のケースで慎重に評価しなければならない。抗精神病薬の断薬は最少有効量へと徐々に行うと，断薬の可能性が高まる。

米国精神医学会の精神分裂病治療の実際的ガイドライン[2]：ある種類の薬物の一定用量で症状の安定が得られれば，その薬物の同一用量を6カ月間は継続投与すべきである。早すぎる減量や薬物の中断は再発の危険性を増す。陽性症状の出現が1回だけの初発例で，1年間全く症状がなければ，服薬中断を試みてもよい。再発を繰り返す症例では，最低5年間は服薬を継続すべきである。

著者は，林宗義先生の著作『分裂病は治るか』[11]に最も感銘を受け，分裂病が治癒しうるか否かを検証すべく日常臨床と臨床研究を行ってきた。そして，1979年4月からは，外来分裂病と躁うつ病者を対象にコンピュータシステムによるフォローアップシステムを構築し，精神病者の社会的適応状態と通院服薬状況，ならびにこれらの関連性について調査研究を行ってきた[47]。そしてこのシステムを利用した予後調査より，通院服薬が中断した外来精神分裂病者の7.7％が3年以上治癒状態を続けていることを見出した[48]。また間欠投与から完全断薬に至るほうが服薬なしの治癒状態に至る可能性が高いことも見出した[44]。

1992年には内鍵付きの個室開放病棟やPICU（精神科集中治療）病棟を整備した。同時にPICU病棟の病棟医となり，初発例を入院時から治癒時まで全経過をフォローアップする機会に恵まれた。また1994年9月に『分裂病

ガイドブック—患者と家族のためのQ＆A 100』[36]を出版したところ，全国からさまざまな問い合わせや相談のみならず，実際の受診や入院依頼も増えてきた。各地の民間病院のみならず，大学病院に入院中の難治性の分裂病者が転入院してくることもあった。これらの人々は地域の病院の治療に納得がいかず受診されたわけであるが，実際信じられないような不適切な治療や処遇を受けていた例がかなりある。遅発性アカシジアやジストニアは抗精神病薬の副作用であるが，精神薬理学の知識の欠落により医原性に生じた可能性が高い。

各地の精神病院を転々としたこれらの紹介患者の軽快率は72.7％であり，当院のPICUや個室開放病棟など快適な治療環境と看護，適切な薬物療法，SST（生活技能訓練）を含むOTなどの総合的アプローチにより，このような高い改善率が得られたものと思われる[39]。

林先生の著作に感銘を受けた1982年当時は，クロルプロマジンを18日間投与後断薬し以後は各種のリハビリテーションにより治癒に導くことなど夢物語と思われたものであるが，本書には同様な症例も提示してある（症例2）。精神分裂病の治療成績は主治医の面接や薬物療法の技術のみならず，病棟の治療的雰囲気やリハビリテーションに大きく左右される。またスタッフのみならず，入院中あるいは外来通院中の患者達からも良い意味でも悪い意味でも大きく影響を受ける。現在は分裂病の発症や再発を多様な内的・外的要因の相互作用として捉え，システム理論的に統合的に理解しようとする機運が高まっているように思われるが，この試みは分裂病解明に光明を見出すかもしれないと感じている。

しかし，本書は何らかの理論的背景をもって書かれた書ではない。本書は，症例を提示した第Ⅰ部と，その症例の治療的背景となる治療技術をできるだけ理論化し一般化して述べた第Ⅱ部からなる。

第Ⅰ部では，米国精神医学会の精神分裂病治療の実際的ガイドライン[2]に従い，まず初回エピソード治癒例，次に再発の治癒例について症例を提示した。また各地の病院から紹介された難治例や自験の難治例についても，症例を提示してその治療過程を述べた。

第Ⅱ部では，分裂病とはどのような病気で治癒とは何を意味するのか，治癒に導くその治療方法についても，提示した症例を踏まえて著者の見解を述べた。

　最近はカルテ開示が世間の脚光を浴びるようになってきた。提示した16例はすべて発病以来のカルテと看護記録を読み解き，匿名性に配慮し，その治療過程をすべて開示した。

　本書が精神科医療スタッフに読まれ，分裂病に対する治療努力が一層活発になることを期待したい。またこのようにして開示されたカルテである本書が精神障害をもつ御本人と御家族，医療スタッフ間の相互理解の一助になればと願うものである。

2001年12月30日

西　川　　正

●目　次

はじめに　iii

第Ⅰ部　症　例

1章　初回エピソード分裂病者の治癒 ……………………… 3

症例 1	K子	治療開始13カ月で断薬。治癒期間15年　4
症例 2	A子	治療開始1年9カ月で断薬。治癒期間5年　12
症例 3	K男	治療開始2年で断薬。治癒期間5年　18

2章　再発例の治癒 ……………………………………… 27

症例 4	S子	3回入院したが，2年7カ月で断薬。治癒期間5年　28
症例 5	U男	各地の病院を転々。治療開始8年で断薬。治癒期間2年　36
症例 6	B男	不登校から発症。外来通院4年で断薬。治癒期間3年　46
症例 7	R男	分裂病欠陥状態で他院から転入院。遅発性アカシジアの治療により3年2カ月で断薬。治癒期間5年　52

3章　慢性分裂病者の断薬 …………………………… 57

1　断薬プログラムの成功例　58

| 症例 8 | Y男 | 2回入院。治療開始33年で断薬。治癒期間7年　60 |
| 症例 9 | N男 | 2回入院。治療開始9年で断薬。治癒期間2年，その後不眠で服薬再開　61 |

2　断薬不能例　62

| 症例 10 | T子 | 4回断薬したが，プロペリシアジン 10mg以下には減薬不能　62 |
| 症例 11 | M男 | 8回断薬したが，スルピリド 100mg以下には減薬不能　67 |

4章　難治性分裂病者の治療 ・・・・・・・・・・・・・・・・・・・・・・・・・・・・73

1　SSTを通じて就労可能となった症例　74

- 症例12　M男　家族を交えた1回のSSTで親子関係が劇的に変化　74
- 症例13　T男　被害妄想に基づく暴力行為により入退院を繰り返したが，SSTや家族療法などで寛解　78

2　他院紹介よりの難治例　90

- 症例14　M子　留学中に発病。多彩な妄想が持続していたが，翻訳の仕事を獲得し寛解　90
- 症例15　H男　頑固な心気妄想が薬物調整や治療環境の相互作用で消失　95
- 症例16　Y男　興奮激しく，大量多剤併用投与，長期隔離された。薬物調整と治療ゴールの設定で寛解　101

第Ⅱ部　分裂病治癒への治療の実際

1章　分裂病仮説について ・・・・・・・・・・・・・・・・・・・・・・・・・・113

1. 分裂病仮説　113
2. 思考障害とドパミン神経系フィルター仮説　114
3. 適応障害とドパミン神経系　116
4. ラットの隔離飼育実験と精神分裂病の動物モデル　117
5. 刺激－反応曲線（S-R curve）と分裂病の脆弱性　120
6. 分裂病の治癒と分裂病仮説　121

2章　分裂病の治癒とは ・・・・・・・・・・・・・・・・・・・・・・・・・・・・123

1. クレッペリンの治癒観　123
2. 分裂病の治癒とストレス脆弱性　127
3. 分裂病の治癒基準　128

3章　薬物療法 ･････････････････････････133
　1　急性期の導入治療　133
　2　回復期の治療　137
　3　減薬から退薬へ　138
　4　難治例への対応　140
　5　抗精神病薬の副作用とその対策　141

4章　治療環境とリハビリテーション ･･･････････145
　1　治療環境　145
　2　リハビリテーション　148

5章　分裂病治癒のストラテジー ････････････････159

本書の引用文献　161

第 I 部

症 例

1章　初回エピソード分裂病者の治癒

　初発分裂病の治癒に関して，一番の問題点は診断であろう。通俗的にいえば，分裂病は慢性の経過をとり，不治な疾患であるため，治癒した場合は分裂病ではなかったというものである。DSM-Ⅳによれば，精神分裂病と鑑別されるべき疾患としては分裂病様障害，分裂感情障害，および短期精神病性障害である。ここに提示する3症例はいずれも，精神病性の2大特性すなわち幻覚・妄想と解体した会話または緊張病性の行動を顕著に示している。さらに分裂病と分裂病様障害，短期精神病性障害の鑑別点は症状の持続期間であるが，前駆期・活動期・残遺期を含め，少なくとも6カ月とされている。症例1，3はこの基準を満たすが，症例2は微妙である。しかし症例2においては，薬物離脱11カ月後に再発の前駆症状ともいえる不眠，いらいら感が出現し，少量の抗精神病薬でこの症状が消失しているため，この基準が満たされていると考えている。
　ここに提示した3症例の予後が良好であった最大の要因は，急性発症のため，発症から数日以内に治療導入された点と思われる。次に，いずれも抗精神病薬に極めて耐性が低かったり脆弱であったりする点を配慮して治療が行われた点にあると考えている。

> **症例 1**　K子：初診時23歳（数え年），投薬開始13カ月で完全断薬し，治癒期間15年。

　当院の入院治療環境が未整備だった時代の数少ない治癒例。23歳時に発症し，他病院で治療開始。発症以来6カ月間に計6回症状増悪を繰り返し，不安定状態で5カ月23日間入院加療。退院後は安定し，治療開始から13カ月で完全断薬した。その後結婚し，2子あり。夫とともに自営業を営む。

【生育歴および発病状況】

　母親は躁うつ病にて当院通院中。2人姉弟の長女。商業高校卒業後，H市の銀行に勤め，寮生活中であった。23歳時4月に本店から支店に変わり，通勤時間も1時間程度長くなり，仕事も多忙となった。同年，盆休みで帰省したとき，「仕事に行きたくない」と訴えていた。

　9月28日，仕事上のミスあり，不眠。翌日の夜中には寮を飛び出すなどあり。9月30日には「わからん，わからん」と言って支離滅裂状態となり，10月1日，H市民病院受診に至る。

　H市民病院での処方は，以下のとおりである。

① ハロペリドール（1 mg）　　3T　分3
　 クロキサゾラム（2 mg）　　3T
② エスタゾラム（2 mg）　　　1T　分1（就床前）

　翌日帰省させ，自宅静養したところ次第に落ち着き，2週間でほぼ寛解状態に達したため，ハロペリドール（1 mg）1T就床前のみに減薬。前主治医の診断は，分裂感情病疑いであった。

【治療経過】（図I-1に，クロルプロマジン等価換算値による治療経過を示す）

◆第1回目増悪

　10月20日頃より不眠，夜間バタバタし落ち着かない。多弁でつじつまの合わぬことを言う。次第に増悪し，食事も受け付けなくなる。

● 23歳時10月26日

　両親同伴で当院受診に至る。受診時，立ったり座ったり落ち着かな

図I-1　症例1：治療経過

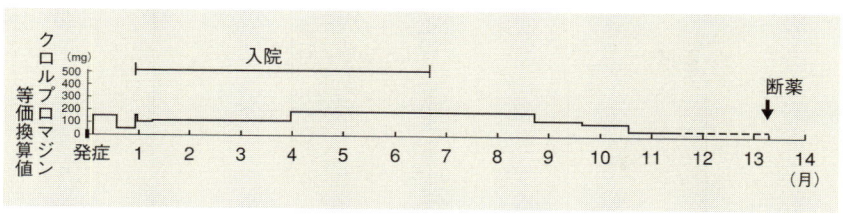

い。＜どうしたの？＞と問うと，「足が痛い」と言う。急に立ち上がり体操を始める。変な声が聞こえたりしないかとの問いには答えない。両親によれば，道路を歩いていて「怖い」とか「父ちゃんが死ぬけえ，いやだ」など妄想的言動が認められ，錯乱状態を呈し，閉鎖病棟に入院に至る。

処方

① プロペリシアジン（10mg）　　3T　　分3
　　トリヘキシフェニジル（2mg）　3T
　　ジアゼパム（5mg）　　　　　　3T
② レボメプロマジン（5mg）　　　1T　　分1（就床前）
　　ニトラゼパム（10mg）　　　　 1T

翌朝，朝食は介助にて1割摂取するが，以後は食べようとはしない。薬物も一度は口に入れるも，すぐ吐きだし，何度も繰り返しやっと服用。午前中の診察時は，目はトローンとうつろで，ぼそぼそと話すが聞きとれない。構音障害が認められ，抗精神病薬は過量と思われた。

●10月27日

処方

① プロペリシアジン（10mg）　　2T　　分2
　　トリヘキシフェニジル（2mg）　2T
　　ジアゼパム（5mg）　　　　　　2T
② ニトラゼパム（5mg）　　　　　1T　　分1（就床前）

以後の治療は病棟主治医（副院長・古賀五之）に一任し，著者はタッチしていない。

●10月28日

　午前7時，布団の中で歌を歌っている。食事に誘導すると食堂には出るが，お膳を叩いたり，笑ったり歌ったりして食事をしない。介助にて7割をやっと摂取する。昼食時も「眠い」と訴え，食事中泣いたりする。

●10月29日

　泣き顔をしているが表情に硬さはない。主治医の手をとり，「毛深いですね」などと言う。問いに対しては断続的にごく簡単に子供っぽく答え，拒否的なところはない。当惑状態を呈する。その後，次第に言動はまとまる。

●11月5日

　茫とした表情で泣くような声で，「正直者は馬鹿をみます」など，短く内的葛藤らしきことを話す。また急に後ろに倒れたり前に倒れかかるなど，退行した動作が認められる。

> **処 方**
> ① チオリダジン（10 mg）　　　3T　　分3
>   スルピリド（50 mg）　　　　3T
>   トリヘキシフェニジル（2 mg）　3T
>   クロキサゾラム（1 mg）　　　3T
> ② ニトラゼパム（5 mg）　　　　1T　　分1（就床前）

　以後，診察時も深刻味なくケラケラ笑ったり退行した状態を示すが，次第に食事も自発的に行い，動作も早くなってきた。

▶第2回目増悪

　母親の強い希望で11月22〜24日まで外泊となる。外泊時はまずまず良好とのことであったが，夕方帰院時にはヘラヘラ笑いながらスカートをはぐったり，「馬鹿，馬鹿と聞こえてくる」と訴える。当夜はほとんど不眠で，翌朝は食事も眺めるだけで食べようとはしない。診察時も問いかけにはほとんど反応せず，昏迷状態を呈する。家族の話では，外泊中はきちんと服薬しており，茫とした表情ではあったが食事もしていた。H市で夜間寮を飛び出したときに世話になった男性の友人と家族を交えて一緒に昼食をとりながら3時間程度話をしたが，特別変わった様子はみられなかったようである。

相変わらず言動はまとまらず亜昏迷状態であったが，12月5日よりOTにて絵画療法に導入した。12月中旬にはかなり応答もはっきりしてきたため，12月17日より開放病棟転棟とした。

◆第3回目増悪
● 12月25日
　母親同伴でパーマに行き，帰院後苦とし，翌日には以前のような亜昏迷状態に戻る。このため正月外泊もできず，24歳時1月7～9日に外泊となる。
● 24歳時1月9日
　両親同伴で帰院後に診察。柔らかな笑顔もみせ，自発的に話す。「外泊は楽しかった」「1泊は母の里に行った」。＜年末，どうしてボーッとしていたの？＞と聞くと，「ボーッとしてましたかね」と答える。[主治医コメント：しかしこの病相の要因は何だろうか。悪化時脳波を！]
● 1月14日
　自分から診察を希望してくる。快活に元気よく話す。＜気分は？＞「いいですよ」／＜悩みは？＞「H市に帰りたいですよ。事務したい。友達に寮で迷惑もかけているし，郵便物もあるし…」／＜すぐ落ち込んだりするが？＞「はあ」／＜覚えている？＞「はあ，まあ…」／＜波がなければいいけどね＞「はい」／＜とにかくゆっくりやろう＞「はい」。[主治医コメント：現在までの経過では本日が一番状態がよい。外泊を重ね経過を観ていく。]

◆第4回目増悪
● 1月16～21日
　外泊では，皿洗いや料理を少し，また掃除の手伝いなど家事手伝いをし経過良好であった。
● 1月22日
　自発的な会話がやや困難になる。
● 1月28日
　＜どう？＞「どう，そうですね」／＜調子は？＞「調子は」などとおうむ返しに答え，困惑状態。[主治医コメント：このような状態を繰り返しているが，何か心因になるものがあるのか？　1月26日に友人の面会があり影響を受けたのか？　まだまだ内面は揺れ動いている。よくなりたくない，

社会に戻りたくないという心的メカニズムが働いているのか…。だんだんよくなり，現実的となると再び当惑状態となる。]

この病相を予防するために，以後クロキサゾラムが除去されスルピリドが増量された。

> **処方**
> ① チオリダジン（10mg） 3T 分3
>   スルピリド（100mg） 3T
>   トリヘキシフェニジル（2mg） 3T
> ② ニトラゼパム（5mg） 1T 分1（就床前）

● 2月8日

入院時はH市と当市との区別がつかなかったと言い，表情もしっかりしているし，疎通性もよい。2月8～11日まで外泊となる。

● 2月11日

父親同伴で帰院。本人はとてもよかったと言うが，父親は，薬が変わったせいか日中でも眠たがり半日くらい眠っていたと言う。この外泊では崩れず，再度2月17～21日まで外泊を行う。

● 2月21日

帰院。母親は，今回は日中眠たがらず炊事や掃除をよく手伝った，病院生活も飽きたと言っているので今月中に退院できないだろうかと相談。

◆第5回目増悪

● 2月24日

夕方，廊下で男性患者と向き合い，ボーッとしている。その後，看護者の問いかけに「さあー」「はー」などと言ったり，男性患者の名前を繰り返したり，当惑状態を呈する。

3月8～12日の外泊は問題なく，母親は退院させたいと希望。

● 3月14日

銀行の支店長と同僚の面会があり，とても喜ぶ。両親の意向もあり，退職の件についての話し合いであった。

●3月15日

　主治医に退職の件のアドバイスを求めるが，無理してH市に戻ることもないとのアドバイスを得る。この時点では完全寛解と判断されている。

◆第6回目増悪

●3月20〜25日

　外泊。H市に行き寮を引き払ってきた。その後，泣いたりして元気がなく不安定となる。

●3月25日

　帰院後，「あっ，先生」「あっ，声が」などと言い，ほとんど対話にならない。夕方は「母が呼んでいるような気がする」とナースステーションに来て，同じことを何度も繰り返し聞く。

●4月4〜8日

　外泊。料理を作ったりして順調であった。

●4月15日

　「もうすっかりよくなった」／＜具合の悪かったのは覚えている？＞「はい。不安でした」／＜自分が自分でわからんような状態だったよ！＞「そうですか。先生が言われた言葉は覚えていますよ…」／＜この前，H市に行ったときはどんな気持ち？＞「両親が悲しそうにしていたのでつらかった」／＜あなた自身は？＞「やはり寂しかった」／＜結局，何が原因？＞「転勤です」などの問答をし，完全寛解と主治医は判断し，4月17日退院に至った。

◆退院後

　退院後は，家業（建設関係）の事務所の電話番をする。5月28日からは就床薬は中止。

●6月18日

```
処　方
チオリダジン（10mg）         2T    分2
スルピリド（100mg）          2T
トリヘキシフェニジル（2mg）   2T
```

● 7月16日

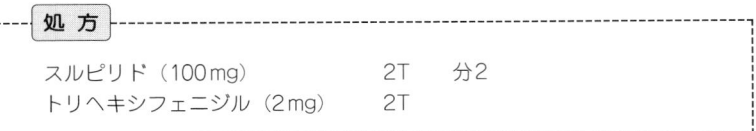
処方
スルピリド（100 mg）　　　　2T　　分2
トリヘキシフェニジル（2 mg）　2T

● 8月13日

「役場などの臨時の仕事に出ている」「一日一回の服薬にしている」と言う。

● 9月10日

「失業保険も切れるのでそろそろ就職しないと」と言う。「今思うと，辞めなければよかったが，しかたがない」「あの頃は一番忙しかった」などと話す。寛解状態で服薬は不規則となっているが，主治医はこのことを容認している。

● 11月5日

最終受診時。当市でアパート生活しながら家具店に勤めている。断薬にて完全寛解状態。

【現在の社会的適応状態】

2子あり。40歳となり，夫とともに自営業を営みながら，主婦としても問題なく生活している。

【ポイント】

前医による初期治療ではハロペリドール3 mgの2週間の投与で寛解に至り，分裂感情病疑いとの診断で紹介を受けるが，当院での臨床診断は心因反応とした。

初期にはクロルプロマジン等価換算155 mgで治療開始し，翌日には抗精神病薬の耐性が低いため著者が100 mgに減量した。その後，外泊や，母親同伴で美容院へ外出するなどのわずかな環境変化による症状の増悪を初発以来短期間に6回も繰り返した。DSM-ⅣのA基準，「解体した会話」と「ひどく解体した，または緊張病性の行動」の2つを満たし，精神分裂病として予後不良の経過をとることが予想された。

その後，スルピリド主剤に最大でもクロルプロマジン等価換算180 mgという低用量の抗精神病薬の使用が継続され，短期外泊を繰り返しながら自然治癒[50]を待つという主治医の治療方針が，最終的に治癒状態を引き出したのではなかろうか。

また退薬方法も，のちに著者が積極的に推奨するようになった間欠的服薬から断薬[44]を自己判断で行っており，これも断薬に成功した一因であろう。

【追記】

この症例は最終服薬から15年後に再発したため，以後の経過を追記する。

40歳時11月21日，母親が訪ねたときは全く問題はなかった。しかしその5日後，夫から母親に様子がおかしいと電話があり，11月21日，母親同伴で受診に至る。自覚的には「人がうわさをしているように感じる」「人の視線が気になる」と訴える。言動はまとまりを欠き，亜昏迷状態である。診察医は初期分裂病に近い状態と記述し，外来で加療となる。リスペリドン1 mgと眠剤が1週間分処方され，次回の受診時は著者が診察にあたった。布団販売とリサイクル業をやっており，「一日中しゃべるのでくたびれる」と訴えるが，応対はしっかりしており，寛解状態である。同薬を2週間分処方し次回の診察を約束したが，以後本人の受診はない。母親の話では，服薬後10日くらいしたあと，すっかり立ち直った由である。以後2年間再発は認めない。

この症例は，第Ⅱ部で述べるストレス脆弱性モデルの治癒のモデルケースともいえる。すなわち脆弱性は長期間持続する。しかし，再発すれば最終的には必ず鈍化するとしたクレッペリンの見解とは異なり，初発時よりむしろ良好に薬物に反応し，極めて短期間で治癒状態に至った。初発時より再発時のほうがストレス耐性やストレスコーピング能力が向上したように思える。

> **症例 2** A子：初診時23歳（数え年）投薬開始後1年9カ月で完全断薬し，治癒期間5年。

　激しい精神症状にもかかわらず，抗精神病薬に極めて脆弱性の高い症例。治療開始まもなく悪性症候群を発症し，抗精神病薬を一時中断。精神症状再燃にも一時的に少量の抗精神病薬を使用した。以後は抗不安薬のみで治療し寛解退院。外来での再発の前駆症状の出現には少量の抗精神病薬の間欠投与で対応し，治癒に至った。

【生育歴および発病状況】
　工業高校卒業後市内の医院に勤めながら準看護婦学校を卒業（2年）。その後，継続して同医院に2年勤めたが，高等看護学校進学を目指し，高等看護学校所在地の医院に転勤。23歳時4月，進学に失敗した。
　23歳時6月8日，親しかった叔母が急死。その後不眠が続いていたが，何とか働いていた。6月20日，仕事中に倒れ救急病院に運ばれたが，数時間意識消失。発熱，脱水などがあり内科で治療を受けたが，意識回復後言動にまとまりなく，「私は死んでいる」など訴えるため，6月22日に帰省。翌日地元の総合病院の精神科に入院に至った。しかし，夜間に特に興奮し，「ラップミュージックが聞こえる」「手の傷を見て」「誰かに注射された」「洗脳された」と不穏状態を呈するため，6月26日，当院に転入院に至った。

【治療経過】（図I-2に，クロルプロマジン等価換算値による治療経過を示す）

図I-2　症例2：治療経過

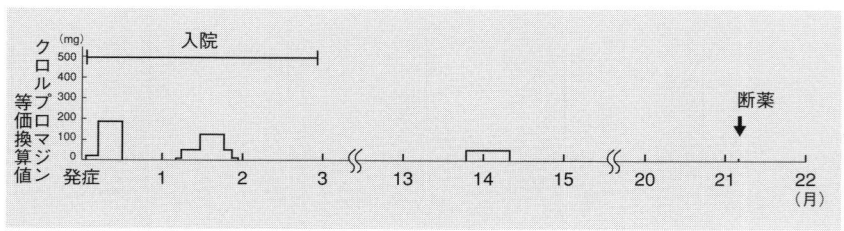

◆入院から退院に至るまで

6月20～26日までは，総合病院の精神科で以下の投薬を受けており，37℃台の発熱が続いていた。

① レボメプロマジン（5mg）　　3T　　分3
② フルニトラゼパム（1mg）　　1T　　分1（就床前）
　 ブロチゾラム（0.25mg）　　 1T

● 23歳時6月26日

当院入院時，問いかけには応答せず，キョロキョロ周囲を見たり，カルテをのぞいたりする。母親が音楽が聞こえるのかと問うと「うん」と返答する。看護者，家族同伴にて午前中にPICU病室に入室するが，病棟内を徘徊し，「帰る」「痰が出る」「トイレに行きたい」「風呂に入りたい」と単発的に一方的にしゃべり，疎通がとれない。体温36.0℃，脈拍90/分，血圧124/78mmHg，臨床検査値は，CPK 979 IU/1，WBC 11900，CRP（－）であった。

> **処　方**
>
> ① スルピリド（100mg）　　　　3T　　分3
> 　 レボメプロマジン（5mg）　　3T
> ② ベゲタミンA　　　　　　　　3T　　分3（就床前）

昼食を促すが，デイルームを歩き回り摂取せず。その後，自室で1割程度摂取。服薬には時間を要すが服用。午後は「お父さんが来ている」，ナースに「あなたは伯母さんですか」などと言う。窓枠に上り外に向かい独語し，降りるように促すも効果なし。夕食は促すも摂取せず，その後，膳や床頭台をひっくり返し，夕および就前薬は拒薬する。21時には自室のドアを蹴るため，レボメプロマジン（25mg）1Aを筋注。

間もなく入眠するが，23時50分には覚醒し奇声を発するため，再度レボメプロマジン（25mg）1Aを筋注。しかし，0時50分と3時15分には覚醒し，ドアを蹴ったり奇声を発したりするため，それぞれジアゼパム（10mg）1Aとレボメプロマジン（25mg）1Aを筋注。

5時45分には覚醒し，素直に採血に応じ服薬する。朝食は入眠中で摂取せず。9時30分には覚醒しており，体温37.3℃，脈拍108/分であった。入

院2日目は傾眠傾向で食事も摂取しないため、点滴で対応。20時にはハロペリドール（5 mg）1 A、ビペリデン（5 mg）1 Aの筋注を行った。当夜は熟眠し、入院3日目も傾眠状態で、意味不明の発語があるのみで食事も摂取しない。

● 6月29日（入院4日目）

覚醒し食事も少量摂取する。自室の戸口のあたりにボーッと突っ立っているが、問いかけには全く反応せず、昏迷状態。服薬が不確実なため、内服はベゲタミンBを1 T就床前のみとし、ハロペリドール（5 mg）2 A、ビペリデン（5 mg）2 Aの筋注を3日間行った。

● 7月1日

38℃台の発熱が時々認められるが、自室の壁を叩いたり体当たりしたりする。ナースが訪室すると急に部屋を飛びだし、病棟内を徘徊し、他室のドアをガチャガチャさせる。

● 7月4日

一旦は420IU/lにまで低下したCPKが1292 IU/lに上昇し、筋剛直も認められたため、悪性症候群の発症を疑い、主剤を低力価のチオリダジンに変更した。分裂病性昏迷から悪性症候群へ移行したため、抗精神病薬は中止した。7月10日（入院15日目）以後の精神症状のコントロールは、ジアゼパムの内服とフェノバルビタール筋注で行った。

● 7月24日

悪性症候群による昏迷状態から回復し、食事も自力で全量摂取可能となった。精神症状もほぼ同時に改善し、大分よくなったね、とのナースの声かけに対し、「ありがとうございます」と答え涙ぐむ。また、落ち着いて新聞を読んだり、書き物をしたりして過ごす。診察時には「テレビが何を言っているのか全然わからない」「フラツク」と訴える。

処方

① ジアゼパム（5mg）　　　2T　　分2
② ニトラゼパム（10mg）　　1T　　分1（就床前）
　 レボメプロマジン（5mg）　1T

●7月26日

「怖い」と訴え，メモに「オウム」「弟がファミリアを1千万円で買った」などと書いているため，レボメプロマジン（5 mg）1Tをプロペリシアジン（10 mg）1Tと置換した。

> **処方**
> ① ジアゼパム（5 mg）　　　　　2T　分2
> ② ニトラゼパム（10 mg）　　　　1T　分1（就床前）
> 　プロペリシアジン（10 mg）　　1T
> 　トリヘキシフェニジル（2 mg）　1T

●7月26日

「頭がまとまらない」と訴え，変な声が入るかとの問いには「正直に言ってあります。『ありがとう。すみません』と入ってきます」と答えたため，プロペリシアジンを25 mgに増量した。

●8月2日

昨夜尿失禁したと訴え，手指振戦も認められるため，再びプロペリシアジンを10 mgに減量し，個室開放病棟に転棟させた。

●8月5日

不眠を訴え，前勤務先の院長が「レントゲン室で子供の頭を刺す」と訴えるなど妄想も認められるが，手指振戦も依然として認められるため，催眠効果が高く低力価のレボメプロマジンに置換し，7月24日と同様の処方とした。同日午後，夜眠れなくなるので，日中は起きていたほうがよいというナースの指摘に反応し，裏山に行き泥まみれとなり，拒絶的であるため，PICU病棟に転棟させた。

●8月7日

妄想的発言もなく，ハキハキと話し，表情もしまってきているため，個室開放病棟に転棟させた。転棟後も動揺することなく接触性も良好であるため，レボメプロマジンをブロチゾラム（0.25 mg）1Tに置換し，以後抗精神病薬は完全に中止した。

OT活動は7月29日より開始し，書道など静的な活動を中心に行った。また同時に，以前から行っていた茶道を継続したいとの希望があり，近所の

茶道の練習に毎日1時間程度通い，気分転換を行う。

　以後，他患の言動に左右され時折情動不安定となることもあったが，ほぼ順調に回復した。ジアゼパムも徐々に減薬した。

● 8月18日

> **処　方**
> ① ジアゼパム（2 mg）　　　　1T　　分1（昼）
> ② ニトラゼパム（10 mg）　　　1T　　分1（就床前）
> 　 ブロチゾラム（0.25 mg）　　1T

　翌日の診察で，病院にいるとストレスが溜まると訴えるため，4日間の外泊を行わせた。家庭に適応可能だったので，8月22日（入院58日目）に退院に至った。

外来での間欠的投薬から退薬へ

● 8月28日

　茶道に通い，洗濯をし，後は寝ていると言う。ニトラゼパムを5 mgに減量した。

● 9月1日

　「少し歩くと疲れてしまう」「昼寝を3時間と夜7時間眠る」と言う。ジアゼパムを中止し，就床前薬のみとする。

● 10月2日

　「やはり疲れやすく，長時間の運転などはできない」「薬はこの1週間で1回だけ服用した」と言うため，不眠さえなければ服薬の必要はないことを伝え，以後，服薬は中断した。

● 11月27日

　「気力，体力もついた」「長距離運転しても楽になった」「週2回お茶に通い，バイトを探している」と言う。

● 24歳時1月5日

　病院でパート外来ナースとして働きだす。以後，順調に就労していた。

● 8月14日

　いらいら感，不眠を訴える。このため以下の処方を服薬するように指示。

```
処方
  スルピリド（50mg）      2T    分1（就床前）
  プロチゾラム（0.25mg）   1T
```

● 8月19日

「薬を飲んだら，いらいら感がスーッととれた。よく眠れるし，すっかり元に戻った感じがする」と言う。

● 8月30日

早朝覚醒を訴える。時々の不眠に対し，下記処方を頓用するように指示。

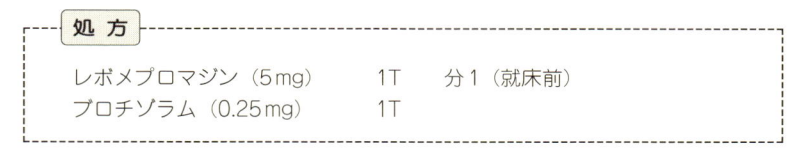

```
処方
  レボメプロマジン（5mg）   1T    分1（就床前）
  プロチゾラム（0.25mg）    1T
```

● 25歳時3月25日

以後は全く服薬せずとも安定した状態となる。4月には高等看護学校に進学。

【現在の社会的適応状態】

高等看護学校（進学コース）を卒業し，公立病院に就職し，ナースとして就労中。30歳未婚。

【ポイント】

激しい精神症状にもかかわらず抗精神病薬に極めて脆弱性が高く，悪性症候群を発症した（この点に関する詳細は，既報46参照）。悪性症候群が軽快後，ごく少量の抗精神病薬にも手指振戦など錐体外路症状が発現することと，減薬後も自然経過で精神症状が軽快するため，抗精神病薬を中止して抗不安薬を使用した。ベンゾジアゼピン系睡眠誘導剤離脱11カ月後，再発の前駆症状とも思える不眠，いらいら感が出現したが，少量の抗精神病薬の間欠的投与により薬物の完全離脱が可能となり，治癒に至った。なお，このような抗精神病薬に極めて脆弱性が高い症例には，ベンゾジアゼピン系薬物や古典的な薬物であるフェノバルビタールの使用も有用であった。

【追記】

　30歳時，10月，町で偶然本人に出会う。1分程度の立ち話であったが「結婚が決まったため，退職した」「自分はストレスに弱いので同時に2つのことをしないように心がけている」と話していた。病気を通じ，自己の脆弱性を認知し，日々の生活でうまくストレスコーピングを行い，再発防止に努めていることがうかがえた。

症例 3　　K男：初診時19歳（数え年），投薬開始2年で完全断薬。治癒期間5年。

　大学入学の夏休みに，特別な誘因なく幻覚妄想，興奮状態で発症。超早期に治療開始し48日間入院。ほぼ順調に回復し，発症後2年で断薬。完全治癒に至った。

【生育歴および発病状況】

　3人兄弟の末子，上2人は姉のため，長男として周囲の期待を背負って育つ。小学生時代はわんぱく。姉とも仲がよく，一緒に大騒ぎをしていた。

　中学1年時，自転車に乗っていてトラックにはねられ，脳挫傷，肝臓破裂で1カ月入院加療。この頃より，極めて几帳面になり，物をきちんと片づけないと気がすまず，時々強迫的手洗いがみられた。また以前より，無口になった。普通高校卒業後，現役で大学文理学部に入学。

　19歳時7月20日，夏休みで帰省。7月31日レポート提出のため大学に行くが，すぐ帰省。友達と遊ぶことはなく，父親と一緒に釣りに行ったりして過ごす。母親は高校時代より明るくなったと感じている。

　8月18日，8月下旬に大学の友人と一緒に旅行の予定であったが，理由を言わず，「中止する」と友人に電話を入れた。

　8月25日，「本屋でヤクザ風の男に『お前は高校生か大学生か』と声をかけられ怖い思いをした」と後日母親に語る。

　8月27日，姉の家に泊まり，虫に刺され，両腕の皮疹を気にし，虫の毒を出すとその皮疹をむりやり絞り出そうとする。また，「閉じたはずの窓や戸が開いている」と不信そうに何回も戸締まりを確認する。

8月30日，朝，母親の印象では本人の表情がいつもと違い，「締まりがない」と感じた。同日午前中，買い物に出かけたが，「近所の様子が違っている」と急に気づき，また「きた，きた，きた」との声が聞こえてきた。午後1時頃，自宅の2階から変な物音が聞こえ，閉めていた窓が開いていたり，近所の様子がおかしかったりするため，非常に不安になった。また同時に頭痛，悪心，動悸が発現したため，自ら救急車を呼び，H病院の循環器科を受診した。身体的所見は認められなかったが，経過観察のため同病院に入院。家族に「毒でやられた。知らないうちに毒を刺された」と何回も訴え，唸り声を上げる。午後5時頃，しびれ感，胸内苦悶を訴え，過呼吸発作を呈したため，循環器科の主治医はフェノバルビタールを1A筋注した。過呼吸発作は次第に軽快したが，「このままでは麻薬づけにされてしまう」「恐ろしい毒を注入される」と言いだし，付き添っていた母親の制止を振り切り，2階の病棟の窓から飛び降り，山中に逃げ込む。

翌朝，市内を徘徊しているところを発見される。同病院の精神科を受診したが，家のほうが落ち着くと訴え，家で様子をみる。しかし，帰宅後も落ち着かず，「怖い，怖い」と訴え，口の中や腕を爪楊枝で掻きむしったり，唾をところかまわず吐く。

9月1日，早朝，突然玄関のガラス戸を頭突きで割り外に飛び出すが，転倒したため，なんとか家族で制止できた。以後ますます錯乱状態が増強するため，9月2日，当院に転入院に至った。

【治療経過】（図I-3に，クロルプロマジン等価換算値による治療経過を示す）
◆入院から退院まで
●19歳時8月31日
　H病院での処方は，以下のとおりである。
　① ハロペリドール（1mg）　　　3T　　分3
　　 ビペリデン（1mg）　　　　　3T
　　 ブロマゼパム（2mg）　　　　3T
　② レボメプロマジン（25mg）　　1T　　分1（就床前）
●9月2日
　当院初診時，「口の中に覚醒剤を打たれた。そこから毒を出すんだ」と言

図I-3 症例3:治療経過

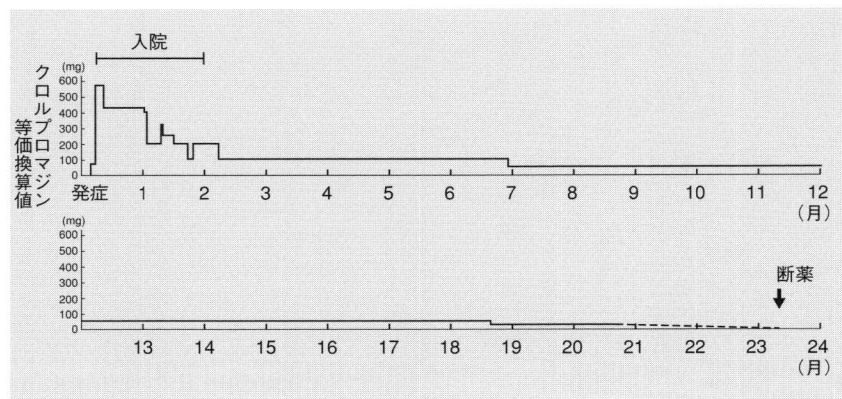

い,爪楊枝で歯茎を刺し出血,腫脹させている。左手指の間に爪楊枝を挟み,「こうしていると落ち着く」と言う。またしきりに唾を吐く。「食事にも毒が入る」「自分しか信じられない」「犬の声,人の声など一方的に入ってきて,応答はできない」と言う。幻聴,被害妄想を認め,著明な不安不穏状態であり,PICU病棟に入院に至った。

処方

① ハロペリドール(3 mg)　　3T　分3
　ビペリデン(1 mg)　　　　3T
　レボメプロマジン(25 mg)　3T
② レボメプロマジン(50 mg)　1T　分1(就床前)

入院時,体温37.3 ℃,脈拍108/分。昼食は摂取するが,夕食は毒物が入っていると拒食し,母親持参のパンとバナナのみ食べる。服薬も拒否する。20時にナースが服薬を促すと素直に服薬し,21時に入眠し,6時に覚醒する。翌朝は再び拒食,拒薬し,しきりに唾をビニール袋の中に吐いている。このため,ハロペリドール(5 mg)2 A,ビペリデン(5 mg)2 Aの筋注を2日間行った。

● 9月5日

多少落ち着き,唾は吐かなくなった。しかし耳栓をしており,「こうして

いると落ち着く」と言う。また「家族は大丈夫でしょうか」と問う。「家で変なことが起こっているような気がする」と訴え，妄想気分を認める。体温も38.2℃まで上昇し，悪性症候群発症のおそれもあるため，ハロペリドールを中止。

> **処方**
> ① プロペリシアジン（25mg）　　3T　　分3
> 　　トリヘキシフェニジル（2mg）　3T
> ② レボメプロマジン（50mg）　　1T　　分1（就床前）

なお入院時CPKは698IU/lであったが，1400IU/lに上昇。その後次第に落ち着き，入院11日目には平熱となり，CPKは140IU/lと正常値になったため，個室開放病棟に転棟。しかし，開放病棟であるためか，「やくざが来て，覚醒剤を打たれるのではないか」と心配するなど不安感が強い。夕方，両親の面会があり，その後は「この病棟に来て，気持ちが落ち着きました」と言う。

転棟後しばらく，特に夜間不安感を訴え，トイレにナースの同伴を求めたり，舌痛を訴えナースが触ると安心したり，エイズではないかと心配し，採血して調べてほしいとしつこく訴えたりする。

● 9月20日

このような不安症状はほぼ消失し，「エイズの件は自分の勘違いだったと思う」「僕の病気は心の病ですね」などと言い，病識も出現してきた。夕方は両親同伴で外食し，落ち着いて帰院。

> **処方**
> ① プロペリシアジン（25mg）　　2T　　分2
> 　　トリヘキシフェニジル（2mg）　2T
> ② レボメプロマジン（25mg）　　1T　　分1（就床前）
> 　　プロペリシアジン（25mg）　　1T
> 　　ニトラゼパム（10mg）　　　　1T

しかし，日中の眠気が強いため，減薬。

● 9月23日

> **処方**
>
> ① プロペリシアジン（10 mg）　　　2T　　分2
> 　　トリヘキシフェニジル（2 mg）　　2T
> ② レボメプロマジン（25 mg）　　　1T　　分1（就床前）
> 　　プロペリシアジン（25 mg）　　　1T
> 　　ニトラゼパム（10 mg）　　　　　1T

● 9月26日

両親にも触らせないほど大切にしていたマンガの単行本を多数，病院に寄贈。ナースが理由を尋ねると，「もう読みました。これからは新聞とか他の本を読みます」と生き生きした表情で話す。

● 9月27日

「大分落ち着きました。朝の7〜8時頃がものすごく眠いです。自分で思うには，父親が浮気とかしていて，それがストレスで心の病になったのではないかと思う」と言う。

● 9月28日

> **処方**
>
> スルピリド（200 mg）　　　　　　2T　　分1（就床前）
> プロペリシアジン（25 mg）　　　1T
> トリヘキシフェニジル（2 mg）　　1T
> ニトラゼパム（10 mg）　　　　　1T

● 9月29日

「調子は大学にいた頃に戻ってきた」「これから前向きに生きていこうと思う」などと言う。＜お父さんが浮気をしたのが原因とか言っていたけど＞と問うと，「もう少ししか思っていません」と答える。＜暴力団とかはどう？＞と問うと，「麻薬ではなくて虫刺されと思います」と言う。同日，プロペリシアジン（25 mg）1Tを（10 mg）1Tに減量。以後順調に回復したため，10月4日，プロペリシアジン除去。

●10月11日

> **処方**
> スルピリド（200mg）　　　1T　　分1（就床前）
> トリヘキシフェニジル（2mg）　1T
> ジアゼパム（5mg）　　　　　1T

　以後，両親同伴で大学に行ったり，SSTでもずいぶんしっかりした会話ができるようになってきた。

●10月14日

「母親と同じ年齢のナースとは話したくない」「薬も必要ない」と言うなど，考え方が一方的で頑なになってきたため，スルピリドを増量。

> **処方**
> スルピリド（200mg）　　　2T　　分1（就床前）
> トリヘキシフェニジル（2mg）　1T
> ジアゼパム（5mg）　　　　　1T

●10月18日（入院48日目）

　復学の要求が強いため，以下のことを約束して退院。
　① 薬は必ず飲むこと。
　② 復学した場合でも，最低月に1回は受診すること。
　③ しばらくは自宅療養すること。
　④ 合理的理由があれば，親の言うことを聞くこと。

◆**退院以降，間欠的投与から退薬へ**

●10月24日

　すっかり落ち着いており，退院直前の頑なさは消失している。「家事手伝いをしたり，草刈りしたり，ゴルフの打ちっぱなしに行ったりしている」「10月20日には学校に行き，2科目だけ授業を受けた」「退院して学校に行けて安心した」と言う。「9時に寝て，6時半に起床している」と言う。スルピリド(200mg) 2Tを1Tに減量。

●10月31日

「10月24日の診察から帰って疲れがひどかったが，以後は大丈夫」「でも

家事の手伝いなど，何でも根をつめてすると疲れる」と言う。
● 11月20日
　「自分を取り戻しつつある」「11月4日から12日まで学校に行ったが，授業がおもしろくないし，わからない」「それを取り戻そうとすると疲れてしまう」「今後は学校に行ったり休んだりしながらやろうと思う」と言う。
● 12月4日
　「11月23日，嘔吐した。以来，体力が落ちた」「家で本を読んだり掃除をしたりしているが，朝が起きにくく，学校に行こうという気にならない」と言う。「不安感はない」と言う。
● 20歳時1月9日
　「いい正月を迎えた」「親戚と会ったり，本を読んだりした」と言う。

```
┌─ 処 方 ─────────────────────────────┐
│ スルピリド（100mg）        1T    分1（就床前） │
│ トリヘキシフェニジル（2mg）  1T              │
│ ジアゼパム（5mg）          1T              │
└────────────────────────────────────┘
```

● 2月13日
　「学校に行き，2～3回授業に出た」と言う。順調なので，トリヘキシフェニジルを除去。
● 3月15日
　「朝が起きられない」「目的があれば，シャキッとする」「本は読めるが，体を動かそうという意欲が出ない」と言う。

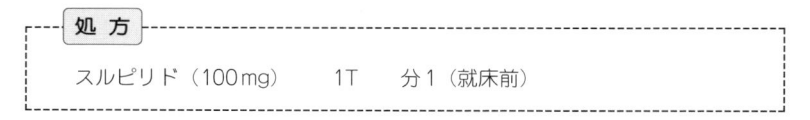

```
┌─ 処 方 ─────────────────────────────┐
│ スルピリド（100mg）   1T    分1（就床前）   │
└────────────────────────────────────┘
```

● 4月21日
　母親のみ来院。4月4日，単独で大学に復学。母親が2度ほど会いにいく。「生活は何とかやっているが，学業のほうがやや心配」と言われる。ほぼ毎日電話している由。

●7月27日

母親同伴で受診。「大学生活は順調で，気分もいいし，身体の不調も全くない」「自動車学校にも順調に通っている」と言う。9月5日，免許取得。

●11月13日

母親のみ来院。学校に通っている。「前期6，後期9教科履修した」「ボチボチだが，ずいぶん楽な気持ちになっている」「自分は病気になってよかった」「いろいろな見方ができるようになった」と話している由。

●21歳時3月4日

春休みに母親同伴で受診。「今は何ごともない」「勉強は難しいこともあるけど，何とかやっている」と言う。母親も調子がよいと言うが，眠そうであるため，次のように減薬する。

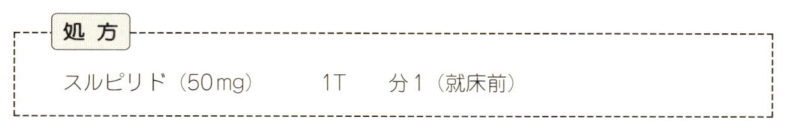

処方

スルピリド（50mg）　　1T　　分1（就床前）

●3月10日

開眼困難出現。トリヘキシフェニジル（2 mg）1Tを追加投与したところ，頸部のジストニアも出現した（この点に関する詳細は既報40参照）。

●5月1日

「多少まぶたが閉じる感じがあるが大丈夫」「学校はあと3年はかかると思うが，授業に出ていても楽しい気持ちになってきた」と話す。

ごく少量のスルピリドにより遅発性の錐体外路症状が出現したため，以後，退薬プログラムを実施する。具体的には隔日投与を1カ月間，以後2〜3日に1回投与とし，7月27日に最終服薬。以後，服薬を中断した。

●7月29日

「全く変わりはない」「昨日は草刈りをして筋肉痛になった」「父親とじゃれ合ったり，海水浴に行ったりしている」「発病前に比べ，むしろおおらかな気持ちになって，過去のことを考えなくなった」と言う。

●8月18日

「全く問題はない」「薬を飲んでいたときより，活動的になった」「ぐっすり眠れるし，朝起きもよい」「以前より神経質でなくなったように思う」と

話す。

●22歳時1月29日

今春4年生になるので,「進路のことで悩んでいる」と話す。以後,受診なし。

【現在の社会的適応状態】

大学卒業後,就職口がないため帰省し,1年間アルバイト。その後はアルバイトをやりながら,大学院で学んでいる。26歳独身。家族によれば,病前よりおおらかな性格となり安心していられる由。

【ポイント】

発症から5日後に治療に導入された超早期治療導入例。発症早期の適切な薬物の選択と用量のきめ細やかな調整が,最も治癒過程に貢献したと考えられる。次に家族一丸となっての本人への支援体制の確立がある。母親は公務員であるが,息子が病気になったのは自分が子供のときにかまってやれなかったのも原因だと,定年まで10年を残し退職され,本人のケアに当たられた。著者の『分裂病ガイドブック』を2冊も購読され,この病について熱心に勉強された。入院中から両親とも頻回に面会に来られ,外出して一緒に食事をしたり,運動したり,快適な療養生活への配慮と精神的なサポートを図られた。復学に関しても,主治医との協力関係のもとに,本人の回復過程に歩調を合わせ徐々に大学への復帰を果たされた。一見何の変哲もない順調な回復のようにみえるが,これらの要因の1つでも歯車が噛み合わなかったならば,治癒に至ったかどうかは疑わしい。例えば,治療導入早期に積極的な減薬を行わなかったら,抗精神病薬に対する脆弱性が極めて高いこのような症例では,重度の不可逆性の錐体外路症状が発現し,社会復帰は困難となっていたであろう。

2章　再発例の治癒

　米国精神医学会の精神分裂病治療の実際的ガイドライン[2]では,「ある種類の薬物の一定用量で症状の安定が得られれば,その薬物の同一用量を6カ月間は継続投与すべきである。早すぎる減量や薬物の中断は再発の危険性を増す。陽性症状の出現が1回だけの初発例で,1年間全く症状がなければ,服薬中断を試みてもよい。再発を繰り返す症例では最低5年間は服薬を継続すべきである」としている。一般的には,初発例の断薬と比べ再発例の断薬はより困難と考えられよう。しかし,ここに提示した4症例のように,再発例であっても発病早期に治癒しうる症例が数多く存在しているように思われる。むしろ症状安定後の漫然とした高用量の抗精神病薬の長期投与が治癒可能性を阻害しているのではなかろうか。

> **症例 4**　S子：初診時26歳（数え年）投薬開始後2年7カ月で完全断薬し，治癒期間5年。

　当院にPICUや開放個室病棟が完成し，理想的な治療環境下で初発分裂病の治癒を目指して意識的に治療した最初の症例。3回入院したが，復職。発病後も2回転勤し，公務員として職場適応している。

【生育歴および発病状況】

　手がかからず素直。3人兄弟の第2子。小学校時代より委員を務め，責任感が強くしっかりしていた。友達付き合いもよく，中学校，高校では卓球，柔道をしていた。専門学校卒業後は東京で1年就労。発病時は公務員3年目で単身生活中。

　26歳時10月，気分が沈みがち。活気がなく，友人が心配して電話しても「ウン，ウン」と言うばかり。その2週間後には一転して調子が高くなり，誰彼なく話しかけ，攻撃的な言動が目立つ。病院を受診させようとするが拒否。電波で相手に通じると言い，深夜に出歩く。

　職場に行きたいと言うのを11月16日当院受診させたところ，激しい興奮状態となった。

【治療経過】（図I-4に，クロルプロマジン等価換算値による治療経過を示す）

◆1回目の入院から外来へ
●26歳時11月16日

　受診を拒否し，車の中に閉じこもる。同僚が車から出るように勧めても拒否するため，看護士数人に抱えられて隔離室に入室。

　入室後，レボメプロマジン（25mg）を2A筋注。しばらくはまとまりのないことをひっきりなしにしゃべっていたが，20分後には入眠し，翌朝11時に覚醒する。覚醒後は昼食を全量摂取し，デイルームで過ごすが，他患者の部屋に勝手に入って，床頭台を開け，中の物を床に放り投げるなどする。

> **処方**
> ① ブロムペリドール（6mg） 2T 分2（朝・夕）
>   トリヘキシフェニジル（2mg） 2T
> ② プロペリシアジン（25mg） 1T 分1（就床前）
>   ニトラゼパム（10mg） 1T

　レボメプロマジン注射の反応性から考え，中等度の鎮静作用の内服薬の処方を開始した。

　その後次第に鎮静し，11月20日には，「気持ちがずいぶん楽になった」「小学校時代からのつまずきから解放された」「体育とか音楽が苦手だった，頑張りすぎていた」と語る。

図I-4　症例4：治療経過

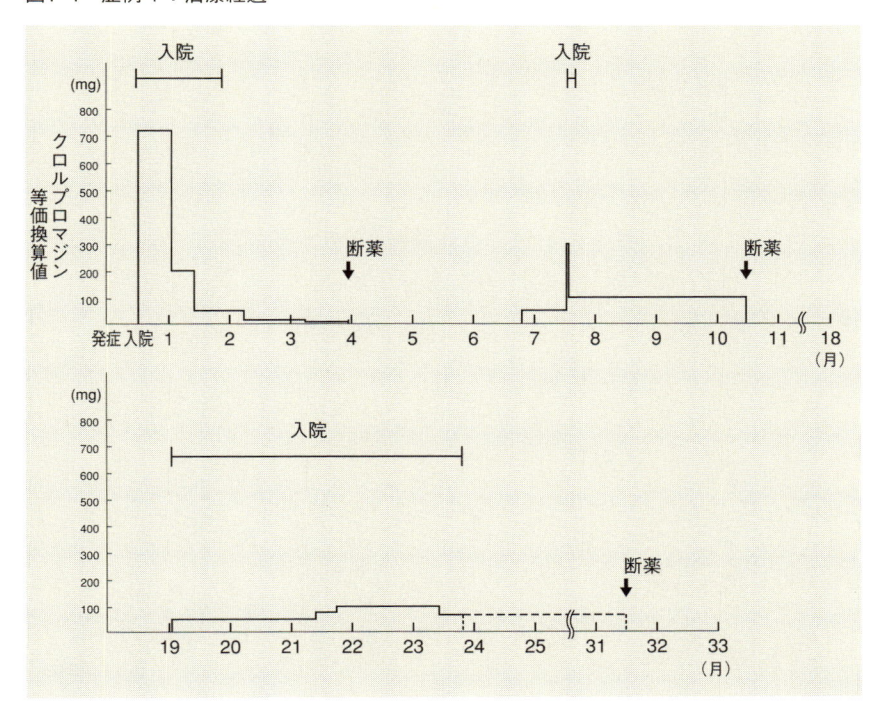

●11月22日

> **処方**
>
> ブロムペリドール（6mg）　　　2T　　分1（就床前）
> プロペリシアジン（25mg）　　　1T
> トリヘキシフェニジル（2mg）　　1T

　入院後2日間は隔離室，その後12日間はPICU病室で過ごし，以後は開放個室病棟に移室した．閉鎖環境であっても，主治医や看護者の付き添いのもとでの外出やOT活動など自由にさせ，入院による心的外傷の緩和に配慮した．

　その後も段階的に減薬を行い，入院17日目にはブロムペリドール（3mg）1Tをより鎮静作用の少ないスルピリドに置換した．

●12月3日

> **処方**
>
> スルピリド（200mg）　　　　　2T　　分1（就床前）
> フルラゼパム（15mg）　　　　　1C
> トリヘキシフェニジル（2mg）　　1T

●12月14日

　奇異な言動などは消失したが，多弁多動状態が持続するため，入院28日目には抗精神病効果は弱く鎮静作用の強いチオリダジンに処方変更した．

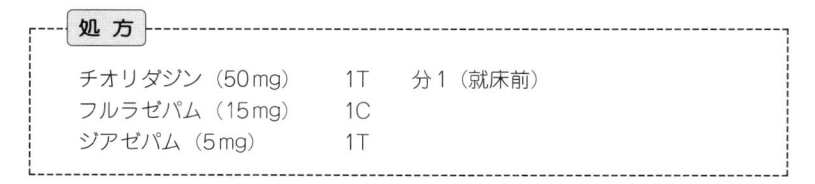

> **処方**
>
> チオリダジン（50mg）　　　　　1T　　分1（就床前）
> フルラゼパム（15mg）　　　　　1C
> ジアゼパム（5mg）　　　　　　 1T

　翌日はぐっすり眠り，すっきりしたと言うが，その後もバタバタと落ち着かぬため，抗躁薬である炭酸リチウムを加えた．

● 12月20日

> **処方**
>
> ① 炭酸リチウム（200 mg）　　4T　　分2（朝・夕）
> ② チオリダジン（50 mg）　　　1T　　分1（就床前）
> 　　フルラゼパム（15 mg）　　　1C
> 　　ジアゼパム（5 mg）　　　　1T

以後，急速に鎮静し，完全寛解し，12月27日（入院41日目）退院に至った。正月休みは，家族によれば全く普通。友人とスキーなどに遊びに出かけている。

● 27歳時1月4日

この日より出勤しているが，呂律が回りにくいと訴え，睡眠時間も9時間で十分であるため，1月5日より以下のように処方する。

> **処方**
>
> ① 炭酸リチウム（200 mg）　　4T　　分2（朝・夕）
> ② チオリダジン（10 mg）　　　2T　　分1（就床前）
> 　　フルラゼパム（15 mg）　　　1C
> 　　ジアゼパム（5 mg）　　　　1T

チオリダジン1〜3Tと，日中の眠気と睡眠時間を指標に自己調整するように指示し，段階的に減薬を行った。

● 1月26日

> **処方**
>
> ① 炭酸リチウム（200 mg）　　2T　　分2（朝・夕）
> ② チオリダジン（10 mg）　　　1/2T　分1（就床前）
> 　　フルラゼパム（15 mg）　　　1C　　不眠時頓用

● 2月2日

「チオリダジンもフルラゼパムも飲まなくてもぐっすり眠れる」「皆が私に仕事をくれないので楽」「忙しかったときの3分の1程度の仕事量」「金土曜日は1泊でスキーに行っている」と話す。

●2月9日

「リチウムを朝1Tだけ飲んでいる。調子はいいけど，病気をしたことで周囲の信用を回復しないといけないと思っている」「病気がひどいときは幻聴やら妄想が出たから，それがつらくて」「モーターの音が人の声になって，何かしないといけないとか，自分には何か特殊な力があるとか，思っていた」と話す。

◆初回退薬から再発まで

●2月28日

「もう服薬しなくても普通に生活できる」と言うので，受診のみ継続を指示し処方せず。その後1カ月半，受診が途切れる。

●4月13日

「職場では問題はないが，家では眠れない」「1〜2カ月前から体がこわばっていたが，こわばりがとれたらしゃべりたくなって」と言うため，規則的な服薬を指示した。

●5月30日

「薬はほとんど飲まなかった」「眠りは浅い」と言う。また職場の悩みなど話すため，以下のように，ごく軽い抗精神病薬を処方したが，その後，受診が途絶える。

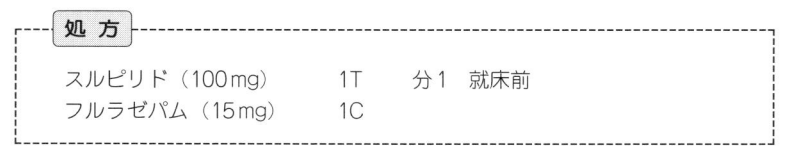

```
処 方

スルピリド（100 mg）    1T    分1   就床前
フルラゼパム（15 mg）   1C
```

●6月22日

夜11時，職場の上司より，本人の様子がおかしいのでスナックまで来てほしいと依頼がある。スナックにてカラオケを歌っている。カラオケが終わっても表情が硬く，皆と交わらず，「放っておいてくれ」の一点張り。その後，急に「帰る」と言い，小走りにてアパートに帰る。上司と一緒にあとを追いかけ，部屋に入り，ブロムペリドール（6 mg）1Tを何とか服用させる。翌日，上司とともにアパートまで往診。ぐったりとはしているが，拒絶的な態度は軟化しており，入院を勧めると了解する。個室開放病棟に入院に至る。

◆ 2回目入院から退薬

　上司によれば，普通に勤務していたが，6月18日に友人の結婚式に出席し，その途中から落ち込む．その後，20～22日の出張から帰ったら様子がおかしい，スナックに連れ出してみたがどうにも手に余るので往診の依頼した由である．

　入院後は前日のブロムペリドールが効きすぎ，終日うとうとして過ごす．
　入院時の処方は，以下のとおりである．

> **処 方**
>
> | | | |
> |---|---|---|
> | スルピリド（200mg） | 1T | 分1（就床前） |
> | チオリダジン（10mg） | 1T | |
> | フルラゼパム（15mg） | 1C | |
> | トリヘキシフェニジル（2mg） | 1T | |

　拒絶的な点はかなり改善するが，表情が硬く，再発以前の快活さはない．しかし退院を希望するため，4日間で退院とした．

● 6月27日（退院の翌日）

　表情はやや硬く，「わざと心因反応を起こした」などと言う．しかし，何とか「服薬はする」と言う．9月19日まで服用を続け，以後は自ら中断．

● 11月7日

　ふっくらして表情もよい．「3キロ肥った」「仕事は表面的に流しており，仕事に対する情熱がなくなった」と言う．服薬の継続は指示せず，時々受診するように話しておく．

◆ 3回目の入院から退薬

　2回目入院以後は仕事も生活も普通にやっていた．8カ月間断薬後の28歳時5月27日，親友の結婚式に出席．その後，気分が沈みがちとなり，単独行動が目立つようになる．6月7日よりは落ち着かず，多弁，高揚気分が出現．家族より往診の依頼がある．プロペリシアジンを10mg，炭酸リチウムを200mg服用させる．その後，一時的に落ち着き，母付き添いでその夜は熟睡した．翌朝，プロペリシアジンを10mg，炭酸リチウムを200mg服用させたが，昼頃より再び落ち着きなく多弁となる．母親の制止を聞かない．昼過ぎ，同薬を服用させたところ，数時間後に舌突出（ジストニア：

抗精神病薬の副作用）し，落ち着きのなさは不変。母親のみでは対応困難となり，夕方，入院に至る。

● 28歳時6月8日

入院時は口唇と舌が突出した状態で，水を飲もうとするがほとんど口から漏れ出る。気分は高揚し，躁状態。このため，レボメプロマジン 25 mg と，副作用止めであるビペリデン 5 mg を筋注した。注射によりジストニアは間もなく改善し，夕食は全量摂取する。9時より入眠するが，午前1時に起き，再三ナースコールをする。このため，ニトラゼパム 10 mg とレボメプロマジン 25 mg を服用させる。翌朝は5時30分に覚醒するが，呂律が回らず，ふらつきを認める。抗精神病薬の耐性は低いと考えられた。

```
処方
 ①  炭酸リチウム（200mg）      4T    分2（朝・夕）
 ②  チオリダジン（25mg）        2T    分1（就床前）
     ニトラゼパム（10mg）        1T
```

● 6月17日

抗躁薬であるリチウムの血中濃度は 0.85 mEq/l と有効濃度に達したが，躁状態は一向に改善を示さない。また手指振戦が出現するため，トリヘキシフェニジル（2 mg）を2T（分2）追加し，より強い抗精神病薬の使用は遅発性錐体外路症状発現のおそれがあるため使用を控えた。抗躁作用のある他の抗てんかん薬であるカルマバゼピン，ゾニサミド，バルプロ酸ナトリウム，クロナゼパムなどを順次投与してみたが効果はなかった。このため，最も抗躁作用の強い抗精神病薬であるゾテピンの使用を試みた。

● 8月18日

```
処方
 ①  炭酸リチウム（200mg）        3T    分3
     クロナゼパム（0.5mg）        6T
     トリヘキシフェニジル（2mg）   3T
 ②  ゾテピン（50mg）             1T    分1（就床前）
     ニトラゼパム（10mg）         1T
```

● 8月28日

さらにゾテピン(25mg)1Tを追加したところ、翌日より眠気を訴えた。

● 8月30日

「薬が変わってトーンが落ちた。でも、人からみるとまだ高いと言われる」と話し、他覚的にも躁状態の改善が認められた。以後は次第に改善したが、追加したゾテピン(25mg)1Tの減量で躁状態再燃。やや軽躁状態であるが、入院の長期化を避けるため、翌日退院とした。

```
処 方
① 炭酸リチウム (200mg)      3T     分3
  クロナゼパム (0.5mg)       6T
  トリヘキシフェニジル (2mg)  3T
② ゾテピン (50mg)           1T     分1 (就床前)
  ニトラゼパム (10mg)        1T
```

以後は単身寮で生活し、毎週の外来通院と毎日OTに通い、スポーツ、書道、木工、手工芸、SSTなどを行った。

● 11月20日

「就床前薬は退院後全く服用していない」「先週3日間全く服薬しなかった」「先週からうつになった」「皆が仕事に行くのに自分ひとり病院に通うのはつらい」と訴える。

以後はほぼ毎日OTに通い、仕事のビジョンが描けないと訴えるなど軽度のうつ状態を持続したが、29歳時2月1日より復職した。復職後しばらくは問題がなかったが、そのうち服薬も途切れがちとなり、復職2週後は落ち着きなく、そわそわしていると職場より連絡あるため、家族を通じ規則的な服薬を指導してもらい、間もなく落ち着く。

4月になると、就前薬がなくてもぐっすり眠れると言い、次第に服薬は不規則となるが精神的に安定し、以前のような投げやりな考えはなくなり、「公務員としてマイペースでやろうと思う」と話している。

● 29歳時6月12日

最終受診時。「元気で仕事をしている」と話し、寛解状態。以後の服薬中止の件は相談ないまま治療中断した。

● 30歳時3月30日

「お世話になりました」と転勤の挨拶に来院。いたって健康にみえた。

【現在の社会的適応状況】

2回の転勤もこなし、公務員として病前の就労レベルを維持している。34歳となり単身生活中。

【ポイント】

初発時は、主治医側から積極的に覚醒水準を指標に薬物の調整をきめ細やかに行い、減薬から退薬に成功。しかし再発し、躁うつ的病像を混じる分裂感情病の可能性もあるため炭酸リチウムの継続が必要と判断したが、本人の自己判断により服薬中断した。OT活動やSSTが最終的な本人の適応レベルの向上にどの程度貢献したかは疑問。しかし、これらのリハビリテーション、本人への支援活動や職場との環境調整を行わなかったら、復職は極めて困難であったと思われる。今後、恋愛、結婚問題をめぐって再発が懸念される。

症例 5 U男：初診時16歳（数え年）。治療開始後8年で完全断薬し、治癒期間2年。

『分裂病ガイドブック』[36] により当院を知った主治医の紹介により受診（主治医の病院は老人患者が多く、若者の治療には適さないとの理由による）。若年発症、数回の薬物自己中断による再発、各地の病院を転々とするなど不利な条件にもかかわらず、積極的な減薬や断薬プログラムの実施と社会的リハビリテーションによる自我の成長により治癒に至った。

【生育歴】

姉と2人兄弟。高校1年までは、明るくよくしゃべる、人なつっこい子供だった。成績も良好で、ピアノの腕前も相当なものである。

2章　再発例の治癒

【発病状況と当院受診までの経過】

　当院受診までの経過を，前医からの紹介状および当院で聴取した病歴を加筆（下線は加筆部分）して記す。

　<u>高校1年の2学期，成績がよいことをひがまれ，自転車に鍵を掛けられる，靴を隠される，服を破られるなどのいじめにあう。</u>高校1年時の11月，警察につけられているなどの発言があり，H市の精神科クリニックを受診。投薬を受けるが，約1カ月ほどで状態がよくなったため，家族が中断。その後は特に成績の低下もなく，高校生活を送っていたが，年に数回離人症状様の訴えがあった。

　高校3年時の2月共通テストのあとから，不眠，まとまりのない言動が出現する。夜，家をふらりと出ていくため，あとを追った父親に対し，暴言あり。帰宅しないため，家族も異常に気づく。その後も全裸で外に出たり，浴室の中で動かなくなったりするため，A市民病院精神科を2月22日に受診するが，隔離が必要とのことで，2月25日，民間精神病院に転院する。転院後は両親（特に母親）の強い意向で，翌日退院となった。

　しかし家でも，トイレにこもったり，全裸になって窓から外に出たりする状態が続くため，2月27日，自家用車で当院受診，入院する。入院後は比較的薬に対する反応もよく，軽快し，3月31日に退院する。

　<u>入試は私立大学に合格するが，国立大学進学希望にて浪人。</u>退院後は通院治療を行っていたが，20歳時1月，再び悪化。東京に飛び出し，東京のH病院に1月7日～2月18日まで入院。退院後，4月よりO市の私立大学に進学する。

　<u>O市では一人暮らし。卓球サークルに入部するが，5月初旬に「つらい，しんどい」と訴えて帰郷。自動車学校やギター教室に通う。5月11日，急に東京で働きたいと家を出て，高速道路の下でうずくまっているのを発見される。</u>

　5月中旬より不登校となり，帰省後，当院にて外来治療再開となった。本人ははっきりとした幻覚妄想を否定するものの，全体的に意欲低下，感情の平板化など存在し，残遺症状と思われた。12月以後，服薬も中断され，家族が外来受診を拒否していた。

　21歳時5月11日，状態悪化により当院を受診。通院治療にて経過をみた。

その後やや落ち着き,「自分がしようとすることが何かに阻止されている」「何かに動かされ,使命感のようなものを感じ東京に行こうとした」など話すようになっていたが,5月下旬頃より服薬は中断されていたようである。6月に入り,再び悪化。家を出て,数日帰宅せず,うろつくなどの状態となった。薬に対する反応は良好だった。軽快時にはブロムペリドール 1 mgでも副作用が出ることもあったためか,母親の病気に対する理解がなく,減薬希望が強く,その影響を受けて,患者本人も薬に対し拒否的なところがあった。

　以上のような詳しい内容の紹介状に,「その他,ご不明な点がありましたら,ご連絡下さいませ。今後ともよろしくお願いいたします」という丁寧な添え書きをつけたものが,当院入院の翌日郵送されてきた。

　前病院での処方は,以下のとおりである。

① 　ハロペリドール（3 mg）　　　2T　　分2
　　 ビペリデン（1 mg）　　　　　2T
② 　ベゲタミンB　　　　　　　　1T　　分2（就床前）

【当院での治療経過】
◆第1回目の入院
● 21歳時6月11日

　野球観戦に出かけ,その後2日間行方不明となる。帰宅後も夜間眠らず,うろうろし,食事もまともに食べない。

● 6月18日

　父親を会社に連れていくと言う。このため,警察を呼び,むりやり受診させようとしたら無言無動の昏迷状態になり,当院を受診し入院に至る。

> **処方**
> ① 　スルピリド（200 mg）　　　　　3T　　分3
> 　　トリヘキシフェニジル（2 mg）　3T
> ② 　プロペリシアジン（25 mg）　　 1T　　分1
> 　　ブロチゾラム（0.25 mg）　　　 1T

　車椅子で昼前にPICU病棟に入院し,点滴を行う。ナースの問いかけには

全く発語なく閉眼している。同日15時に訪室したところ，簡単な質問には素直に答え，「警察が来たのがショックだった」「悪口が聞こえてくる」などと話す。その後も主治医とは会話が成立するが，看護者には話したり話さなかったり，会話にむらがある。

● 6月21日

ピアノが弾きたいと看護者に希望し，OT棟に看護者同伴で行き，エレクトーンを弾く。

● 6月22日

両親の面会があるが，混乱し，「カープ（球団）5勝った」など，一言二言話すのみであった。

● 7月6日

次第に活動的となり，個室開放病棟に転棟。

● 7月13日

SSTにはじめて参加する。

● 7月18日

SSTでは，外泊の迎えにこられた父親と「将来について」というテーマで話す。緊張し，発語までに時間を要するが，うつ向き，ぼそぼそ小声ながら，「通信教育は続けたい」「これから先は一人で生活したい」「入院を勝手に決めないで，今度からは僕に聞いてほしい」など，はっきり自己主張する。

7月18〜20日，はじめて外泊した。

● 7月23日

「父親とオセロや囲碁，将棋をした」「外泊から帰って，自分は病気だったとわかりだした」と話す。また手指振戦が認められるため，減薬する。

● 7月24日

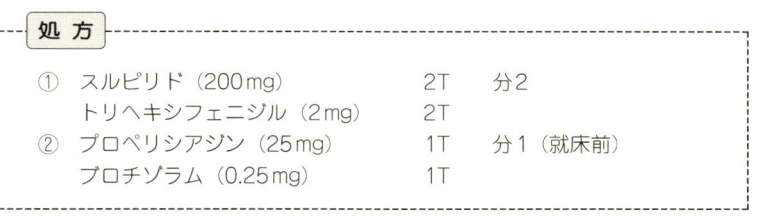

処方

① スルピリド（200 mg） 　 2T 　 分2
　 トリヘキシフェニジル（2 mg） 　 2T
② プロペリシアジン（25 mg） 　 1T 　 分1（就床前）
　 ブロチゾラム（0.25 mg） 　 1T

以下，7月29日（入院42日目）の看護中間サマリーをそのまま転記する。

昏迷状態で入院するも徐々に症状改善し，7月6日，PICUより転棟する。転棟時は訴えなく，発語は小声で聞きとりにくく，ホールに出てきても，ナースが声掛けしなければ，近づかない状態であった。徐々に病棟にも慣れ，同郷の患者がいたせいか，少しずつ意志疎通も普通の声でできるようになった。またナースステーションに来る回数も増え，外泊も問題なく過ごせた。表情もとてもよくなってきた。

●8月13日

> **処方**
>
> スルピリド（200mg）　　　　2T　　分1（就床前）
> プロペリシアジン（10mg）　　1T
> ブロチゾラム（0.25mg）　　　1T
> トリヘキシフェニジル（2mg）　1T

●8月20日

「薬が減って体が楽になった」「思考力も出て，気分も明るくなった」「幻聴は完全に消失した」と言う。またメモにいろいろ質問を書いて，的確に聞いてくる。病名について聞いてきたので精神分裂病と病名を告知し，『分裂病ガイドブック』[36]を読むことを勧めておく。プロペリシアジン（10mg）1Tは除去した。

●8月22日

SSTでは，「1つのことに目が向きすぎないためには」というテーマで会話する。「受験勉強ばかりで，友達と遊ぶことも話すこともできなかった。青春を置き忘れたような感じ」と話し，今後は教員を目指したいと，視線を合わせてはきはきと会話できる。

●8月27日

「外泊してピアノを弾いたときに，あまり指に力が入らない」「顎もガクガクする」と訴える。また「これからは教師にとらわれず，自分の人生を考えていきたい」と柔軟になってくる。分裂病とはどんな病気かわかったと問うと，社会的適応の障害と答える。また「眠気が残る」と訴えるので，次のように減薬する。

```
┌─ 処方 ──────────────────────────────────┐
│  スルピリド（200mg）        1T    分1（就床前） │
│  ブロチゾラム（0.25mg）      1T                │
│  トリヘキシフェニジル（2mg）  1T                │
└────────────────────────────────────────┘
```

● 8月31日（入院75日目）

両親を交えて退院面接を行い，特に将来の職業選択について話し合う。当面はアルバイトをして人生経験を積むようにアドバイスして，退院とした。

◆ 当院初回入院後の退薬

● 9月11日

日焼けして元気そうにみえる。「自転車でうろうろしたり，病院で知り合った友人と会ってバスケットや卓球をしている」と言う。また「12時間くらい眠り，まだ本が読めない」と言うので，ブロチゾラムを除去する。

● 9月25日

「まだ思考力が出てこない」と言うので，以下のように減薬する。

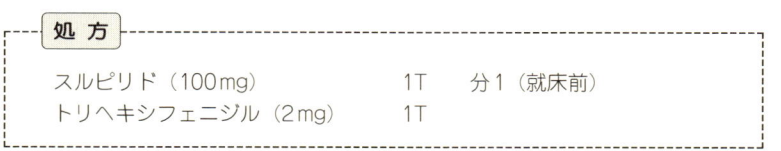

```
┌─ 処方 ──────────────────────────────────┐
│  スルピリド（100mg）        1T    分1（就床前） │
│  トリヘキシフェニジル（2mg）  1T                │
└────────────────────────────────────────┘
```

● 10月12日

コンピュータ学校に通い始める。

● 10月23日

眠気を訴えるため，スルピリド（50mg）1Tに減量する。

● 11月18日

「本も読めるし，コンピュータの学校もおもしろい」「病気が完全に治ったみたい」と話す。断薬を視野に入れ，トリヘキシフェニジルを除去し，スルピリド（50mg）1T単剤とした。

● 12月25日

「パソコン3級を受験した。朝はまだ早くは起きられない」と言うため，運動するようにアドバイスし，隔日服薬するように指示した。

● 22歳時2月24日

「3級の試験に合格した」と言う。

● 4月22日

母親同伴で受診。「朝もきちんと起きられるようになった。コンピュータ2級の勉強をやっているが，もっと詳しくならないとだめと言われた」「5月25日までコンピュータの勉強をして，その後はアルバイトをしようと思う」と言う。3日に1回服薬するように指示する。

● 6月23日

「コンビニのレジを夕方5時から9時までやっている」「11時頃寝て，朝8時頃起きる」と言う。

● 7月23日

「コンピュータ2級は不合格。コンビニのレジは大分慣れ，月に4万円くらいになる」と言う。

● 12月1日

「疲れたときや，2週間に1回くらい服薬している」「第2種情報処理の試験を受けるための勉強をしている」「今は病気が治ったように思えるが，毎回病気になったのが冬なので，自分でも注意している」と言う。

● 23歳時1月14日

母親のみ来院。「年末からすごくくたびれて，疲れて寝ている」「様子がちょっとおかしい」「食事を拒否し，毛布をかけず布団だけで寝る」ということなので，規則的に服薬するように指示した。

◆再発，当院2回目の入院

● 1月17日

両親同伴で受診。一応問いかけには返答するが，ぼそぼそ話し，活動性，食欲低下があり，亜昏迷状態。PICU病棟に2回目の入院となる。

```
┌─ 処 方 ─────────────────────────┐
│                                              │
│  ①  スルピリド（200mg）         2T    分2   │
│     トリヘキシフェニジル（2mg）  2T          │
│  ②  プロペリシアジン（25mg）    1T    分1（就床前） │
│     プロチゾラム（0.25mg）       1T          │
│                                              │
└──────────────────────────────┘
```

● 1 月 26 日

入院時は幻聴を否定したが,「頑張れなどと, ささやくような幻聴がある」と言うので, 以下のように処方する。

> **処 方**
>
> ① スルピリド (200 mg)   2T   分 2
>   トリヘキシフェニジル (2 mg)   2T
> ② リスペリドン (2 mg)   1T   分 1 (就床前)
>   プロチゾラム (0.25 mg)   1T

● 1 月 30 日

＜今回の再発の原因は何だと思うか＞と問うと「薬が切れたのと, バイト先でちょっとしたトラブルがあった」と答える。

以後, 順調に回復したため, 前回入院時と同様に行動毒性を指標に, 積極的に減薬を行った。

> **処 方**
>
> スルピリド (200 mg)   1T   分 1 (就床前)
> リスペリドン (2 mg)   1T
> プロチゾラム (0.25 mg)   1T
> トリヘキシフェニジル (2 mg)   1T

● 2 月 2 日

> **処 方**
>
> スルピリド (200 mg)   2T   分 1 (就床前)
> プロチゾラム (0.25 mg)   1T
> トリヘキシフェニジル (2 mg)   1T

● 2 月 14 日

個室開放病棟へ移る。

●2月17日

> **処 方**
>
> スルピリド（200mg）　　　　1T　　　分1（就床前）
> ブロチゾラム（0.25mg）　　　1T
> トリヘキシフェニジル（2mg）　1T

●3月3日

> **処 方**
>
> スルピリド（100mg）　　　　1T　　　分1（就床前）
> ブロチゾラム（0.25mg）　　　1T

●3月31日（入院74日目）
　寛解状態で退院に至る。

◆2回目入院後の退薬

●4月1日
　「午前中は，OTでやっていたボディワークのようなことをやっている」と言う。＜この後はどうするのか＞との問いに，「大学の通信教育をやろうと思う。コンビニのアルバイトも午前中しようと思う」と答える。

●4月27日
　「頭がはっきりしないときがある」と訴えたので，スルピリド（50mg）1Tに減量する。

●5月25日
　スルピリド（50mg）1T（就床前）単剤とした。

●7月6日
　この日より，隔日服薬。

●7月23日
　この日よりは3日に1回の服薬とした。
　以後順調で，7月25日～8月14日には大学のスクーリングに行ったりして，充実した生活を送る。

●10月5日
　「最近やる気が出てきた」「何か資格にチャレンジしようかと思っている」

と言う。
- ●23歳時3月8日

「最近毎日が充実している」「大学のレポートを提出したり，スキーに行ったりした」と話す。

- ●4月26日

ふっくらして元気そうである。1週間に1回の服薬とする。以後順調で，自転車で60km走ったり，プールに行ったり，10kmのマラソンに出場したりして，体力アップに努める。

- ●9月16日

自動車の販売店で洗車のアルバイトに従事する。以後は不調のときのみ服薬するようにアドバイスした。

- ●12月13日

「11月14日以後，全く服薬していない」「バイトをして，きちんとした生活習慣ができた」「やはり先生になりたい」と話す。

- ●24歳時1月17日

「バイトが1人辞めて大変」「タイヤのホイールなども洗うので握力がついた」「1月に3日間，大阪でスクーリングを受けてきた」「卒業後は大学院を受け，教員の採用試験を受けようと思う」と言う。その後も月に1回，規則的に通院した。

- ●25歳時3月10日

治癒と判定し，通院は不要と告げた。

【現在の社会的適応状態】

アルバイト（月収6万円）をしながら通信教育の大学生。26歳になり，初対面のときに比べるとずいぶんたくましくなった。陰性症状は全くない。今後，大学を卒業し，教員採用試験に合格というハードルを乗り越えられるか否かが，予後を左右すると思われる。

【ポイント】

若年発症の再発例であったが，薬物療法に反応良好な点と，少量の薬物にも行動毒性が出現することから，積極的な減薬と計画的な断薬プログラ

ムの導入により断薬に成功した。入院時のリハビリテーションより、退院後のスポーツ、コンピュータの勉強、通信教育、アルバイトなどの社会的リハビリテーションが、本人の社会的適応レベルの向上と治癒過程に貢献しているように思える。元来優れた能力を有する、このような症例へのリハビリテーションは、本人の能力に見合ったものである必要があろう。また母親の指示による服薬の自己中断は、前医も指摘したように本人の極めて低い薬物耐性によるものであり、一概に責められない。もし本症例が、少量であってもブチロフェノン系薬剤を医師の指示どおり服薬継続していたなら、不可逆性の遅発性錐体外路症状を惹起し、社会復帰困難となった可能性が大きい。

症例 6　B男：初診時17歳（数え年）。投薬開始4年で完全治癒し、治癒期間3年。

　初発時より外来治療のみ。不登校状態から発症したが、アルバイトをすることにより、次第に適応水準が高まり、特別な治療プログラムなしに自然治癒に至った。

【生育歴および発病状況】
　両親とも精神分裂病者で当院通院中。姉1人の2人兄弟。小学5年時に1カ月くらい登校拒否。
　中学3年（16歳時）の2月より全く学校には行っていないが、3月10日、工業高校の入試に合格した。学校には行きたくないと入学手続きはとらず、「生きていく元気が出ない」との主訴で、17歳時3月29日、父親同伴で当院初診に至る。

【治療経過】
◆初診から退薬まで
●17歳時3月29日
　初診時、弱々しく「死にたい」と言い、「特別な理由があるわけではないが、学校には行きたくない」と言う。「好きなことは音楽を聴くことで、ロ

ックが好き」「友達と話していて，相手にこう答えてほしいと思う答えが，頭の中に幻聴として入ってくるみたい」「そのときはわからないが，あとになってから思うと幻聴と思う」「眠るのはまあまあ眠れる」と言う．＜病気と思うか＞との問いに「少しそう思う」と答える．

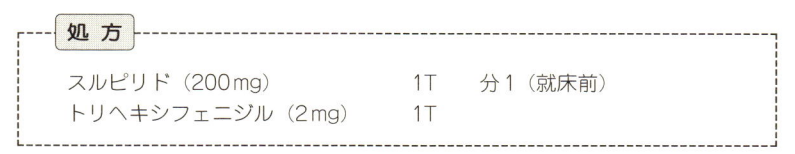

処方

スルピリド（200mg）	1T	分1（就床前）
トリヘキシフェニジル（2mg）	1T	

外来で通院治療することにしたが，1週間後，「相変わらず幻聴が続き，家でテレビを見たり，ぶらぶらしている」「死にたい感じは消失した」と言う．このため，スルピリド（200mg）1Tを追加処方した．

●4月12日

「薬のせいで多少眠い」と言う．しかし「幻聴はほとんど忘れている，気にならない」と言う．「仕事をしてよいか」と問うので，＜もうできるか＞と問うと，「大儀な感じはする」と答える．4月いっぱいは休み，体力をつけるように言っておく．

●4月26日

「最近，物忘れがひどくて，用事を頼まれても忘れてしまう」「幻聴はない」「仕事をしたいと思うようになったが，ちょっと幼稚になったように思う」と言う．このため，スルピリド（200mg）を1T減量した．

●5月14日

「2日前からバイトに行っている」「仕事のことを考えると少し暗い気持ちになるが，幻聴などはない」と言う．

●6月5日

「最近幻覚が見えるし，声も聞こえる」「バイトは続けている」「不良品を見分ける作業をしているが，良品の中に一瞬不良品が見えて困る」と訴える．スルピリドを再び1T追加した．

●8月7日

バイトは続けているものの，幻視，幻聴が持続するため，以下のように処方する．

```
┌─ 処 方 ─────────────────────────────┐
│  ブロムペリドール（3mg）      1T   分1（就床前）│
│  トリヘキシフェニジル（2mg）   1T                │
└──────────────────────────────────┘
```

●8月8日

「あの薬では頭がフラフラする。今のところ幻覚はない」と言うので，以下のように処方する。

```
┌─ 処 方 ─────────────────────────────┐
│  スルピリド（200mg）          2T   分1（就床前）│
│  ブロムペリドール（1mg）      1T                │
│  トリヘキシフェニジル（2mg）   1T                │
└──────────────────────────────────┘
```

●8月29日

「見えたり聞こえたりするのは減ったが，夢で見たことが日中また浮かんでくる妄想（自生観念？）がある」と訴えるので，以下のように処方する。

```
┌─ 処 方 ─────────────────────────────┐
│  スルピリド（200mg）          3T   分1（就床前）│
│  ブロムペリドール（1mg）      1T                │
│  トリヘキシフェニジル（2mg）   1T                │
└──────────────────────────────────┘
```

その後，幻視，幻聴，妄想は多少減少したが，持続している。

●12月5日

「昨日，仕事がないので何かないかと言ったら，土木の仕事に行かせると言われ，断わったら，社長が怒って自分を投げ飛ばした」と言う。また「くたびれた」「仕事をしようと思っても気分が乗らない」「朝も早く目が覚めたり，まだ物が見えたりもするし」と訴えるので，以下のように処方する。

```
┌─ 処 方 ─────────────────────────────┐
│  スルピリド（200mg）          4T   分1（就床前）│
│  ブロムペリドール（1mg）      1T                │
│  トリヘキシフェニジル（2mg）   1T                │
└──────────────────────────────────┘
```

● 12月19日
　仕事を辞める。仕事を辞めた直後は幻覚や妄想はほとんど消失していたが，次第にどういう仕事に就いてよいのか悩みだす。
● 18歳時1月30日
　「音楽など聴いているときに，変な考えが浮かんで困る」「眠るときも考えながら眠っているという感じだ」と訴えるため，以下のように処方する。

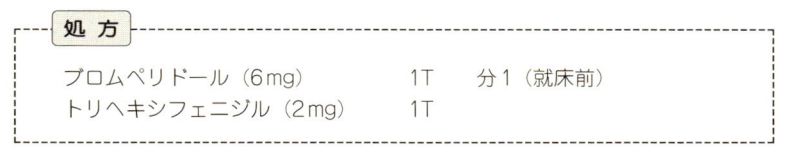

> **処　方**
>
> ブロムペリドール（6mg）　　　　1T　　分1（就床前）
> トリヘキシフェニジル（2mg）　　1T

● 2月7日
　父親のみ来院。「表情が明るくなり，多少いいようだ」と言われる。
● 2月20日
　「新しい仕事に就いた。そば屋で最初は5時間半まで。将来は夜までやってほしいと言われている」「あの薬では声が減ったが眠い」と訴える。「今は夜9時に服薬している」と言うので，夕方6時に服薬するように指示した。
● 2月26日
　「昨日は夜の9時過ぎまで働いた」「忙しいときには妄想は入らないが，暇なときには入る」と言う。＜おもにどんなことが入るのか＞との問いには「人と話して印象に残ったことなどが入る」と言う。

> **処　方**
>
> スルピリド（200mg）　　　　　2T　　分1（就床前）
> ブロムペリドール（6mg）　　　　1T
> トリヘキシフェニジル（2mg）　　1T

　ほとんど症状は不変で，「女の子のことが浮かんできて，仕事に集中できない」と言う。また家庭でも，呼ばれていないのに間違って返事をしたり，「考えが浮かんだりして困る」と父親に訴えるようだ。
● 9月9日
　そば屋に勤めだして6カ月目になり，幻聴もほとんどなくなり，「入っても気にしないようにしている」「仕事にも慣れてきた」と言う。

● 19歳時5月24日

　父親が来院し，「近頃，自分たちに対する優しさが出てきたようで，びっくりしたり喜んだりしている」と話す。

● 5月27日

　「体調が悪いときや，頭が働かないときがある」「ゴールデンウィークは昼ご飯も食べずに働いた」「幻聴はあるかどうか，はっきりわからない」と話す。

● 8月19日

　「盆までずっと忙しかった」「以前はボーッとしていたけど，それは全然なかったです」「声も入らない」「治ったのかもしれない」と自信に満ちた様子で言い，症状改善傾向がみられるので，以下のように処方する。

> **処方**
>
> | スルピリド（200mg） | 2T | 分1（就床前） |
> |---|---|---|
> | ブロムペリドール（3mg） | 1T | |
> | トリヘキシフェニジル（2mg） | 1T | |

● 9月2日

　自動車免許を取得する。

● 20歳時3月3日

　「薬を3日飲み忘れた」「最近は薬を飲んだり飲まなかったりしている」「昨日はH市に行って，朝5時まで遊び回った」と話す。

● 4月14日

　「全然，大丈夫」「この頃は薬を忘れて眠ることもある」「自分でも元気になったと思う」と言い，ずいぶんたくましくなった。以下のように処方する。

> **処方**
>
> | スルピリド（200mg） | 2T | 分1（就床前） |
> |---|---|---|
> | ブロムペリドール（1mg） | 1T | |
> | トリヘキシフェニジル（2mg） | 1T | |

●5月19日

「前回受診日に1回服薬しただけで，以後全く服薬していない」「幻聴はほとんどない」と言う。普通に仕事をこなしており，月収は税込み16万円。＜自信が出てきたのか＞との問いには，「だいぶ。主人からは，上達が遅い，本当にやる気があるなら家ででも練習しろと言われる」と話す。ほぼ治癒状態と考え，投薬打ち切りとし，不調となればすぐ受診するように話しておいた。

◆再発から退薬まで

●9月3日

投薬打ち切りから4カ月たつ。受診。やつれている。2～3日前から幻聴が出てきたと言う。料理には興味がないので仕事を辞めると言う。このため，最終受診時の処方を再開した。しかし，受診は途切れた。

●11月10日

2カ月後，やっと受診。「幻聴が消えない」「病院に来るのがいやだったので受診しなかった」「嫌われているのかなと思って仕事は辞めた」と言う。＜ほかで働く気がないか＞との問いには，「なまけ癖がついたから」と答える。このため前処方を再開し，夕食時にきちんと服薬するように指示した。

●11月17日

「全然よくならない。いくら寝てもきりがない。昼頃まで寝ている」と言うため，デイケアを紹介し，以下のように処方する。

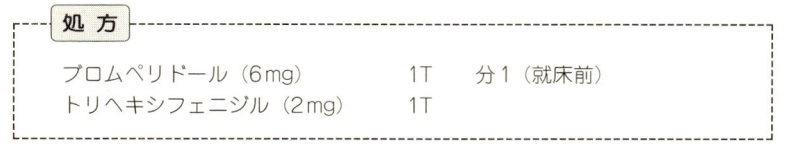

```
処 方
ブロムペリドール（6mg）      1T    分1（就床前）
トリヘキシフェニジル（2mg）  1T
```

以後3カ月はほぼ規則的に服薬し，アルバイトは宅急便，ミスタードーナッツと2カ所変わる。デイケアにも計5回通い，気分転換を図っている。

●21歳3月20日

父親が来院し，「彼女ができたようで帰りが遅い」「最近は調子よくバイトに行っており，1日7～10時間働いている」「家では幻聴などのことは全く言ってない」と話す。以後受診なく，服薬中断して3年が経過している。

【現在の社会的適応状態】

発病後7年が経過し，24歳。土木業に従事している。23歳時7月結婚し，1子あり。家庭でも職場でも良好な適応を示している。

【ポイント】

両親が分裂病者。不登校となり，17歳という若年発症。初診時には難治化すると考えられた。断薬により1回再発したが，外来での薬物療法のみで治癒に至った。

薬物療法は，クロルプロマジン等価換算値で100〜500 mgで治療。初回断薬時はクロルプロマジン等価換算値350 mg，再発後は300 mgの中等量からの自己判断による間欠服薬からの断薬であった。このような単純な方法で断薬可能であったのは，不眠を含む興奮症状が認められない点のように思われる。

本症例の症状改善に果たした就労による成功体験の役割は大きく，就労やQOL（quality of life）の充実が分裂病症状の改善に果たす役割の重要性が再認識させられた。

症例 7　R男：初診時30歳（数え年）。投薬開始3年2カ月で完全断薬し，治癒期間5年。

家族が『分裂病ガイドブック』[36]を読み，薬物の副作用を疑い受診に至る。遅発性アカシジアに対する治療と減薬により治癒に至る。

【生育歴および発病状況】

高校卒業後，家業の農業植木業を手伝っていた。24歳時頃より会社で運転手として働く。27歳時1月8日，恋愛結婚。

29歳時7月，昇任したのを嫉まれ，数人がかりで殴られた。父に裁判すると告げ，怒っていた。その事件の1カ月後，会社を辞めた。

9月頃より多動となり，昼はあちこち出歩き，夜は水商売に勤める。同年末には夜間運転手として働く。しかし，しんどいと言い40日くらいで辞め，3カ月ほど家でごろごろしていた。その後，大型トラックの運転手と

して昼間1年間勤めた。

30歳時5月頃より勤めてはいたが，頻繁に飲み歩き，朝まで飲んで車の中で寝て，そのまま職場に行く生活が続く。7月より，「自分の考えが抜きとられる」「盗聴される」などと訴え，空笑もある。また「他人が入ってくる」と言い，鍵をかけたり，家の前の道路にいろいろな物を置いたりする。

9月1日夜，県外で車の蛇行運転をしているところを保護され，9月3日～11月8日，K病院に入院。しかし病院の方針と合わず，未治退院。その後次第に不穏状態を呈し，11月12日～31歳時1月13日，M病院に入院。以後，外来通院中であるが，家でそわそわ落ち着かず，12月27日当院初診に至る。

【治療経過】

初診時，身長168cm，体重104kg。表情は締まりに欠け，ボーッとしているが，そわそわ落ち着かず，立ったり座ったりする。また突然ドアを蹴ったりする。口舌のジスキネジアも認める。口数は少なく，情意の鈍麻を認める。遅発性アカシジアの可能性が高いと告げ，年明けに紹介状をもらい，入院治療するように勧めた。

● 32歳時1月5日

紹介状を持参し，当院に入院に至る。M病院からの紹介状はごく簡単で「分裂病欠陥状態で口唇舌の不随意運動を認める」とあり，以下の薬物が処方されていた。

① モサプラミン（50mg）（1,0,1）　　2T　　分3
　トリフェキシフェニジル（1mg）　　3T
　ビペリデン（2mg）　　　　　　　　3T
② ニトラゼパム（10mg）　　　　　　1T　　分1
　ゾピクロン（7.5mg）　　　　　　　1T

PICU病棟に入院とし，急性か遅発性アカシジアかの鑑別診断のためビデオ記録しながら，ビペリデン5mgとジアゼパム10mgを筋注し，足踏みの頻度を測定した。足踏みはビペリデン5mgで増悪し，ジアゼパム10mgで軽快した。このため，遅発性アカシジアと診断し，抗コリン薬を除去し，クロナゼパムを投与した。

```
┌─ 処 方 ──────────────────────────────┐
│  ① クロナゼパム（0.5mg）      3T   分3            │
│  ② プロペリシアジン（25mg）   1T   分1（就床前）  │
└─────────────────────────────────────┘
```

● 1月7日

OT棟に同行し，卓球をし，院内の喫茶で一緒にコーヒーを飲む。「卓球が上手」とほめるとうれしそうな表情をし，外見と違い，精神的にはかなり健康な部分を残しているとの印象を受ける。アカシジアはかなり改善している。不眠を訴えるため，プロペリシアジンをレボメプロマジンに置換し，以下のように処方する。

```
┌─ 処 方 ──────────────────────────────┐
│  ① クロナゼパム（0.5mg）      3T   分3            │
│  ② レボメプロマジン（50mg）   1T   分1（就床前）  │
└─────────────────────────────────────┘
```

● 1月9日

アカシジアは完全に消失する。

● 1月17日

「よくなったので退院したい」「退院して仕事をせんといかんという気になった」と言う。しかし，夜間に目が覚めると訴えるため，スルピリド（200mg）1Tを就床前に追加した。

● 1月20日

入院16日目，分裂病の欠陥状態であるが，陽性症状はなく落ち着いているため退院とした。その後，次第に活動的になり，家の手伝いをしたり，下請けで草刈りをしたりするようになる。

● 3月29日

```
┌─ 処 方 ──────────────────────────────┐
│  ① クロナゼパム（0.5mg）      3T   分3            │
│  ② レボメプロマジン（25mg）   1T   分1（就床前）  │
│    スルピリド（200mg）        1T                  │
└─────────────────────────────────────┘
```

● 4月26日

「タバコや食事に対する自制心が多少出てきた」と言う。

● 5月24日

「レボメプロマジンは飲まなくても眠れるようになった」と言うので，以後，同薬は中止した。

● 7月10日

「市の依託事業の草刈りをやっており，体重も98kgと，入院時からすると6kg減少した」と話す。

● 11月9日

長距離トラックの運転手として働きだす。

● 33歳2月3日

上司に精神病と言われたと立腹し，1月に退職した。体重は76kgとなり，表情も引き締まり，ハキハキ話し，入院時とは別人のように生き生きしている。

● 6月5日

大型2種の運転免許を取得し，バスの運転手として働く。

● 11月20日

「薬は飲んだり飲まなかったりしている」と言う。このため，週に1～2回はスルピリドのみ服用したほうがよいと話す。

● 34歳時10月20日

33歳時11月20日以後，受診は全く途切れていたが，突然受診。「今日はお礼かたがた来た」「もう全く服薬はしていない」「2級土木施工管理技師の資格をとり，昨年の12月から土木建設会社に勤めている」「体重は68kgとなり，給料は月収30万円になった」と言う。「初診時にうろうろしていたのは全く覚えていない」と言い，「自分の自信をつけるため，治癒したという証明をしてほしい」と希望する。要望に添って診断書を書く。

【現在の社会的適応状態】

35歳時5月，妻の実家の町に引っ越したため会社は変わったが，土木建設会社で現場監督として働いている。36歳時2月には第3子も生まれ，公私とも充実している。

【ポイント】

　当院初診時は遅発性アカシジア症状を呈していたが，前医も指摘していたように重度の分裂病の欠陥状態で難治性の分裂病と思われた。減薬と抗コリン薬を除去しクロナゼパムを併用投与することで遅発性アカシジアは速やかに消失し，分裂病欠陥状態も約1年で完全に改善するとは，初診時は予想だにしなかった。極めて良好な薬物療法の反応性から，当院初診時の病像は抗精神病薬と抗コリン薬の副作用による2次性のものであった可能性が高い。

【追記】

　本症例は前医からの情報が乏しく，初発分裂病とすべきか再発分裂病とすべきか迷ったが，2回の入院歴があることから再発分裂病として取り上げた。また分裂病症状を呈し，治療導入されてはいるが，最初から不適切な治療（抗精神病薬の過量投与）が1年4カ月間行われて難治化していた心因性障害だった可能性もある。

　なお，本症例以外にこの数年間だけで分裂病と診断された誤診例（神経症レベル，心因反応，反応性躁状態など）で，本症例のように遅発性錐体外路症状に対する薬物療法を行うことで欠陥状態が改善され治癒に至った5症例を経験している。これらはおもにブチロフェノン系抗精神病薬で治療された例が多いのが特徴的で，本来の分裂病の治癒とはもちろん異なるが，医原性であるゆえにより重要視されるべきであろう。

　分裂病診断の重さと，漫然とした抗精神病薬治療の危険性への警鐘として，本症例を提示した。

3章　慢性分裂病者の断薬

　慢性分裂病の断薬に関し，ギルバート[8]は「抗精神病薬の維持療法か断薬を選択するかの危険性―有用性の判断は，個々のケースで慎重に評価しなければならない。抗精神病薬の断薬は，最少有効量へと徐々に行うと断薬の可能性が高まる」と述べている。ここでは，著者らが体系的に行った断薬プログラムの成功例と，長期間にわたり種々退薬を試みるも断薬は不能であった症例を提示する。

1　断薬プログラムの成功例

　寛解精神分裂病者においても，抗精神病薬の長期投与による再発予防効果は多くの臨床研究や臨床の実践により広く受け入れられている。それゆえ多くの精神分裂病者は漫然と，時には再発予防効果発現の必要十分条件以上の高用量の抗精神病薬により維持療法を受けている可能性がある。

　しかし，抗精神病薬の長期投与は遅発性ジスキネジアを含む多彩な遅発性の錐体外路症状を惹起する危険性が高く，不適切な高用量は行動毒性による活動性の低下から患者の社会復帰を阻んだり，副作用による不快感から自己判断での退薬による再発を惹起したりしがちである。このような観点から，少量維持療法の有用性の検討，症状再発時のみに服薬を再開する標的または間欠投与法（targeted or intermittent）の試み，再発者と非再発者を弁別する予測因子に関する検討など，さまざまな研究が行われている。

　著者らはこれまで，二重盲検法により，外来寛解分裂病者に至適薬剤の至適用量投与に関する検討を行ってきた[29,30,32,33]。またコンピュータシステムを利用した外来精神病者のフォローアップを行い，規則的服薬の必要性を確認した[47]。そして，このシステムを利用した予後調査の結果では，通院服薬が中断した外来精神分裂病者の7.7％が3年以上治癒状態を続けていることを見出した[48]。一方，プラセボ群では209日までに全例が再発した。これらの結果は，抗精神病薬の退薬は，急速離脱より，間欠投与から完全断薬に至るほうが，服薬なしの治癒状態に至る可能性が高いことを推察させる。

　そこで，D2受容体の選択的遮断薬であるスルピリドを用いた，段階的間欠投与による退薬プログラムの検討を行い報告した[44]。

　ここでは，間欠投与の結果と断薬成功者のプロフィールについて述べる。

(1) 退薬プログラムの方法

　外来寛解精神分裂病者46名を段階的減薬からスルピリド200mg/日，就床前1回投与とし，間欠投薬の同意が得られた22名を6カ月ごとにそれぞれ連日，隔日，3日に1回，週に1回投与および完全退薬とする5段階の退薬プログラムを実施した。その他の17名は服薬を継続させた。急速退薬群は同一の条件下で抽出された以前の治験のプラセボ群（N＝13）を用いた。

各ステップごとの血清プロラクチン値は脳内ドパミン遮断の生体内活性の指標として測定した。

(2) 退薬プログラムの結果

表I-1に患者背景を示した。ノンコンプライアンスを除外し，治験を終了しえた対象者は間欠投与群で19例，維持投与群で15例であった。各群間に年齢，発症年齢，罹病期間，入院回数，治験開始時点までの寛解期間についてStudent-t Testを行ったが，有意差は認めなかった。性差もまた，各群間に有意差（χ^2検定）を認めなかった。

また，寛解日数を指標に再発時を終了と見なす生存曲線を図I-5に示した。維持投与群と間欠投与群は一般化Wilcoxon検定による全期間を通じての生

表I-1 患者背景

	人数	年齢(歳)	性別 男	性別 女	発症年齢(歳)	罹病期間(年)	入院回数	寛解期間(年)
間欠投与群	19	42.3±12.6	14	5	26.5±9.7	15.7±12.9	3.3±3.1	3.0±5.0
維持投与群	15	36.9±12.3	11	4	24.8±5.6	13.3± 8.7	2.5±2.0	4.0±5.6
プラセボ群	13	39.4±10.0	9	4	26.8±6.9	13.9± 8.3	3.8±2.4	7.7±8.5

数値は，平均値±SDを示した。

図I-5 各薬物投与群における寛解日数を指標にした生存曲線

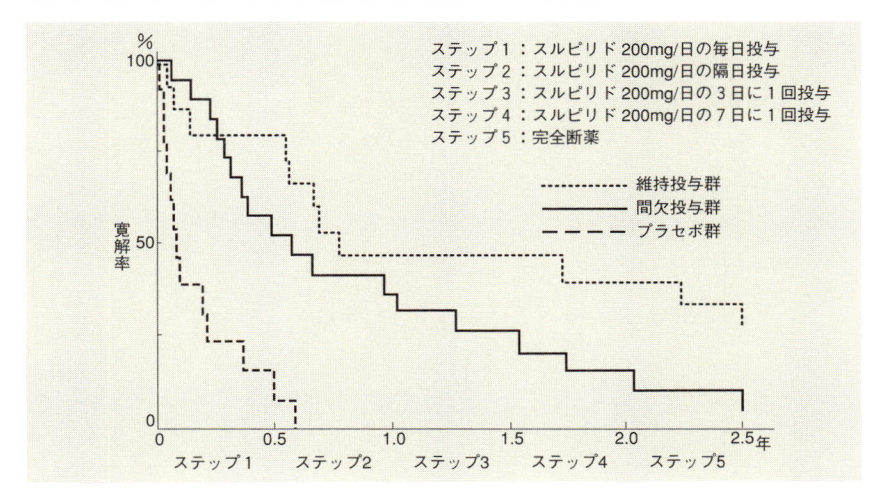

存曲線の検定では一般化Wilcoxon検定統計量＝1.167，p＞0.05で有意な差を認めなかったが，Kaplan-Meier法では750日以上で有意差を認めた（p＜0.05）。750日時点での再発率は，維持投与群で60.3％，間欠投与群では74.2％であった。間欠投与群とプラセボ群を比較すると，一般化Wilcoxon検定による全期間を通じて生存曲線の検定では，一般化Wilcoxon検定統計量＝－3.473，p＜0.01であり有意差を認めた。Kaplan-Meier法では12日以上でp＜0.05で有意差を認め，24日以上ではp＜0.01の有意差を認めた。

　段階的退薬法は急速退薬と比べ完全退薬に至るための有用な方法であり，維持投薬群と比べても週1回投薬まで再発予防効果があると確認された。間欠投薬はプロラクチン値を指標にしても薬効持続の可能性が示唆された。

(3) 間欠投与法による断薬プログラムによる成功例について

　今回の間欠投与法による断薬プログラムにより，15例中2例（13％）が断薬に成功した。この2例について，以下に症例のプロフィールを紹介する。

症例 8　Y男：初診時19歳（数え年）。33年間服薬継続し，51歳時治癒。治癒期間7年。

【発病状況と治験経過】

　高校中退後，工具として働く。緊張病性興奮を呈し，19歳時9月3日～10月3日，M病院に初回入院。その後大阪方面で就労するが，職を転々とし不安定なため帰省。24歳時1月頃より，情動不安定で，家族に対して被害念慮あり。その後易刺激的で暴行のおそれがあるので精神鑑定となり，31歳時2月12日～10月15日，当院に2回目の入院。以後は安定し，当院に通院。41歳時8月21日以後は瓦工場に勤務中。45歳時5月に治験開始。

　治験開始前の処方は，以下のとおりである。

```
処方
スルピリド（200mg）        2T    分1（就床前）
ニトラゼパム（10mg）       1T
トリヘキシフェニジル（2mg） 1T
```

51歳時1月治験終了。

【現在の社会的適応状態】

瓦工場に勤務58歳。単身生活中で対人的交流に乏しく，電気関係の勉強が趣味。職場ではやや変わった人との評価。

> **症例 9**　N男：初診時24歳（数え年）。9年間治療後，33歳時治癒。2年間断薬後，服薬再開。

【発病状況と治験経過】

高校卒業後，Y県警から警視庁の機動隊に勤める。空港の警備中身辺で爆発があり，以来様子がおかしくなり，独語など出現。24歳時，Y大学附属病院に半年入院。その後復職するも，眼球上転発作が起こるため，服薬中断しがちであった。上司の勧めで退職し，自動車整備会社に移り，28歳時以後治療も中断。29歳1月より支離滅裂な言動が目立つため，2月6日よりY大学附属病院に通院を再開するが落ち着かないため，2月16日～4月13日まで当院にて入院加療。退院後一時不安定となるが，5月下旬には落ち着き，寛解状態で整備工として順調に就労。30歳時2月16日より治験開始。

治験開始前の処方は，以下のとおりである。

```
処 方
  スルピリド（200mg）      2T   分1（就床前）
  ニトラゼパム（10mg）     1T
  トリヘキシフェニジル（2mg） 1T
```

33歳時7月16日以後服薬中断。35歳時5月11日，不眠にて服薬再開。37歳時3月27日よりの処方は，以下のとおりである。

```
処 方
 ①  スルピリド（50mg）      2T   分2
    ジアゼパム（5mg）        2T
 ②  ニトラゼパム（10mg）    1T  （就床前）
```

【現在の社会的適応状態】

39歳独身。寛解状態で整備工として就労。毎月1回規則的に通院している。

症例8と症例9は外来で安定している一般的症例といえる。両者ともスルピリド少量の就床前1回投与で寛解維持している点に特徴があるといえるかもしれない。症例8のY男は6年以上治癒状態を継続しているので完全治癒といえよう。症例9のN男は2年間治癒状態を続けたあと，仕事上のトラブルから不眠をきたし，分裂病症状は示さないものの少量の抗精神病薬は再発防止に必要なようである。後者を脱落例とすると，少量の抗精神病薬で寛解状態継続者の5％（1/19例）が完全断薬が可能であった。この数値は，著者らが分裂病者の予後調査で得た数値に近く，長期服薬継続寛解例に少数ではあるが治癒例が含まれていることが示唆される。

2 断薬不能例

種々の断薬法を発病以来長期間にわたって試みたが退薬が不能であった2症例を提示する。一般的には，これらの症例が外来寛解分裂病者を代表しているといえよう。もし著者が治癒例に出会わず，このような症例のみを経験していたら，やはり分裂病は治らないと言っていたであろう。

症例10 T子：初診時27歳（数え年）。プロペリシアジン 10mg 以下には減薬不能。

種々の断薬方法を試みるも不安定となり，断薬不能。プロペリシアジン10mgが再発予防の最少有効量と考えられた症例。

【発病前状況】

農林高校卒業後，東京の短大に入学。卒業後は東京で洋裁店に2年間勤めたが，イラストの勉強をしたいと思い，勤めを辞めて帰省。27歳時9月，イラストが東京の美術展で特賞となったため，1カ月間上京し，特別指導をしてもらうことを約束して帰省。12月上旬に約束した人に電話を入れた

ところ，期待した返事が返ってこなかったことを契機に発症。

【発病状況と治療経過】
◆初診から1回目の断薬まで
●27歳時12月7日

東京に電話をかけて以来，不眠が続く。「絵の中で死ぬ」「雪の中で死ぬ」と口走り，急激に精神錯乱状態を呈し，12月7日，当院初診に至る。外来でハロペリドール5mgの筋注を行った。

初診時よりの処方は，以下のとおりである。

```
処方

① プロペリシアジン      40mg    分3
  プロメタジン         75mg
② ニトラゼパム        10mg    分1（就床前）
  レボメプロマジン      25mg
```

1週間後にはかなり落ち着くが，就床前薬を飲むと苦しがるという家族の訴えにより，レボメプロマジンを中止しプロペリシアジンを60mgに増量。

●28歳時1月24日

易疲労性は認めるがほぼ寛解状態に達したため，プロペリシアジンを40mgに減量。

●2月9日

寛解状態ではあるが日中眠りすぎるとの訴えあり，以下のように処方。

```
処方

① クロルプロマジン（75mg）   分2
② ニトラゼパム（10mg）     分1（就床前）
```

以後，発病前に比べるとやや活動性の低下は認められるが，寛解状態で，家庭で洋裁をやり，趣味のお茶やお花の友人との交友もあり，通常の日常生活を送っていた。29歳時10月より洋裁店に勤務する。

●30歳時3月14日

家族同伴にて受診。3月4日仕事で徹夜をしたところ，3月8日から不

穏状態という。本人は「眠らなくても仕事はできるし，疲れないです」と言い，立ったり座ったりして落ち着かない。

> **処　方**
> ①　プロペリシアジン　　　40mg　　　分2
> 　　プロメタジン　　　　　50mg
> ②　ベゲタミンＡ　　　　　1T　　　　分1（就床前）

次第に落ち着き，4月初旬にはほぼ寛解状態に達したが，眠気を訴え，元気が出ない。何をやっても張りがないと訴えるため，徐々に減薬した。

● 8月6日

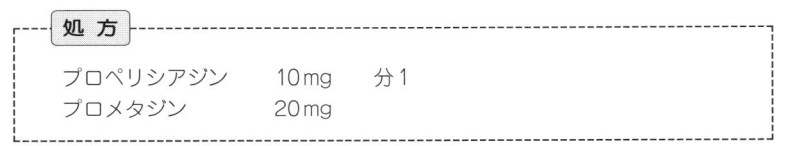

> **処　方**
> プロペリシアジン　　　10mg　　　分1
> プロメタジン　　　　　20mg

◆ 1回目の断薬

家庭で編み物などして安定して過ごしていた。

● 31歳時1月21日

「そろそろ薬をやめてみたい」との本人の訴えに基づき，服薬を中止する。以後も毎月1回受診していた。

● 5月26日

時々眠りが浅いことがあると訴えるため，フルラゼパム（15mg）1Cを不眠時服用するように指示した。

● 6月11日

父親同伴で受診。多弁で，滅裂状態。「5月末に親しい友人が二人結婚した。それがショックだった様子で，6月になってからほとんど眠っていない」と父親が話される。同日より，以下のように処方する。

> **処　方**
> ①　プロペリシアジン（25mg）　　2T　　分2
> 　　プロメタジン（25mg）　　　　2T
> ②　ベゲタミンＡ　　　　　　　　1T　　分1（就床前）
> 　　レボメプロマジン（50mg）　　1T

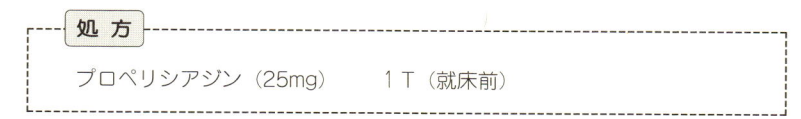

◆ 2回目の断薬
● 8月25日

> **処　方**
>
> プロペリシアジン（25mg）　　1Ｔ（就床前）

● 9月3日

「ここ4，5日は朝からずっと眠っているような感じです」と訴える。

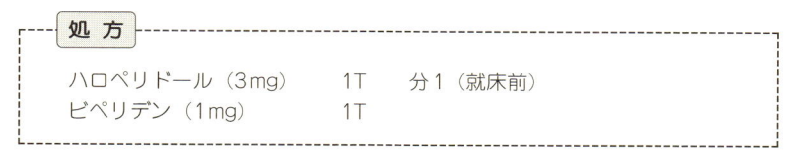

> **処　方**
>
> ハロペリドール（3mg）　　1Ｔ　　分1（就床前）
> ビペリデン（1mg）　　　　1Ｔ

● 11月26日

　以後安定していたが，再び朝眠いと訴えるため，ハロペリドールをスルピリド200mgに置換した。

● 32歳時3月6日

　それ以後，無月経や早朝覚醒が出現したため，以下のように処方する。

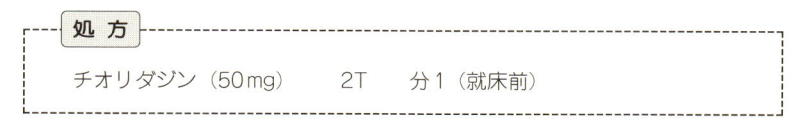

> **処　方**
>
> チオリダジン（50mg）　　2Ｔ　　分1（就床前）

● 4月15日

　チオリダジン（50mg）を1Ｔにする。

● 5月20日

　断薬に備え，中枢ドパミン神経系を脱感作する目的で，レボドパ200mgを追加処方した。

● 7月8日

　眠気を訴えるため，チオリダジンを10mgに減量した。

● 7月29日

　レボドパ200mgのみとした。
　9月30日よりは完全に断薬した。

断薬後も順調だったが，同年末に東京の妹のところに遊びに行き，不眠出現。

33歳時1月14日に連れ帰る。多弁で抑制欠如の状態を呈し再発。

◆ 3回目の断薬

● 34歳時4月4日

再発後はプロペリシアジンを主剤に治療し，症状安定後はハロペリドールやスルピリドで維持療法を行ったが，プロペリシアジンが症状安定と睡眠のコントロールに最もよいため，この日より以下のように処方する。

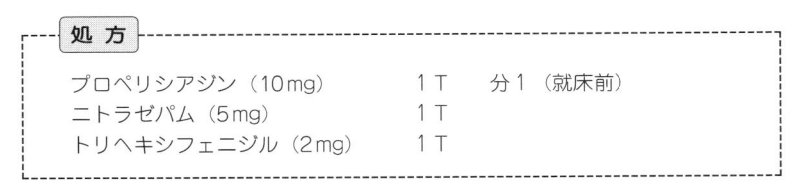

```
処 方
  プロペリシアジン（10mg）     1T    分1（就床前）
  ニトラゼパム（5mg）          1T
  トリヘキシフェニジル（2mg）   1T
```

35歳時5月より，本人の判断で，ニトラゼパムのみを服用して安定。しかし，引越し疲れで睡眠が浅くなり，7月末より処方どおり服薬している。

◆ 4回目の断薬

● 35歳時10月17日

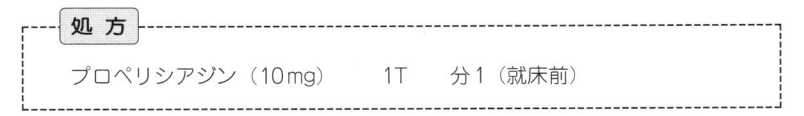

```
処 方
  プロペリシアジン（10mg）    1T    分1（就床前）
```

41歳時12月よりは，プロペリシアジン（10mg）1Tとブロチゾラム（0.25mg）1Tを交互に服用するようにさせた。

● 42歳時4月13日

プロペリシアジン（10mg）1Tでは効きすぎると訴えるため，プロペリシアジン（5mg）2Tとし，1Tまたは2Tを自己調整して服用するように指示した。

● 48歳時2月3日

徐々にブロチゾラム0.25mgに置換するように指示。

4月7日よりはブロチゾラムだけで眠れるようになり安定する。

8月4日以後は受診が途切れ，9月には母親から「完治したようだ」と

の感謝の手紙が届く。
● 10月25日
　母のみ来院する。最近不眠傾向で，頑固になり言うことを聞かなくなったと訴えるため，プロペリシアジンを25mgに増量して対応。その後次第に不眠も改善，頑なさもとれてきた。
● 49歳時2月2日。

```
┌─ 処 方 ─────────────────────────────────┐
│ プロペリシアジン（10mg）      1T    分1（就床前） │
│ ニトラゼパム（10mg）          1T                │
│ ブロチゾラム（0.25mg）        1T                │
│ トリヘキシフェニジル（2mg）    1T                │
└────────────────────────────────────────┘
```

【現在の社会的適応状況】
　発病以来25年が経過し，52歳。未婚。毎月1回規則的に通院中で寛解状態。日中は家事や父親の介護をして過ごし，夜2時間くらい絵を描くのが趣味で，「生きがい」と話している。

【ポイント】
　発病後3年が経過した31歳時より48歳時まで，発症以来4回断薬を試みたが，抗精神病薬を除去できた最長期間は4回目の7カ月。断薬方法として，低用量化，レボドパや睡眠導入剤の置換法を行ったが，いずれも成功しなかった。この症例ではハロペリドールやスルピリドより，フェノチアジン誘導体のプロペリシアジンが自覚的に好まれ，副作用もなく総合的に優れていた。プロペリシアジン10mgが再発予防の最少有効量と考えられた症例である。

症例11　M男：初診時25歳（数え年）。スルピリド 100mg以下には減薬不能。

　種々の断薬方法を試みるも不安定となり，断薬不能。スルピリド 100mg

が再発予防の最少有効量として必須であると考えられた症例。

【発病前状況と発病状況】

高校卒業後，G市役所に勤務。25歳時配置転換があり，組合と上司との板挟みになり発病。

配置転換後，運転業務に関し，組合と上司の板挟みになり悩む。次第に自分だけ特別にいじめられているように感じ，「市役所の雰囲気が変わり，何か裏があるように感じる」という妄想気分が出現する。

25歳時8月28日，国立H病院初診。

【治療経過】

◆初診から1回目の断薬まで

国立H病院に2カ月通院。軽快し復職。その後再発し，25歳時，A精神病院に20日間初回入院。27歳時，K精神病院に4カ月間2回目の入院。31歳時には市役所をやめ，家業の酒屋を継ぐ。しかし再発し，同年3カ月間K精神病院に3回目の入院。35歳時2月からは服薬を自己中断し，安定していた。36歳時3月，自店の前に本の自動販売機を設置したところ，自治会長や警察が聞き込みに来たり，3月30日突風で販売機が倒れたりし，通行人の邪魔になると警察より怒られたことを契機に再発。「ミサイルが飛んでくる」「妻が浮気をしているから離婚する」と言い，暴力を振るう。このため，36歳時4月13日～6月19日，当院に入院に至る。入院時はハロペリドール主剤に治療を行った。

●36歳時6月19日

退院時の処方は以下のとおり。

> **処方**
> ① ハロペリドール（3mg）　　3T　分3
> 　　ビペリデン（1mg）　　　　3T
> ② レボメプロマジン（5mg）　1T　分1（就床前）

退院後，妄想の再発はないが，「体がきつく，寝てばかりいる」と訴えるため，ハロペリドールを4mgに減量すると「人に会うのが怖い」と訴える

ため，プロペリシアジン 50 mg を追加投与して症状をコントロールする。
● 37歳時 1月12日

処方
① スルピリド（200 mg）　　2T　　分2
　 ビペリデン（1 mg）　　　2T
② チオリダジン（50 mg）　　1T　　分1（就床前）
　 フルラゼパム（15 mg）　　1C

以後，次第に活動的となった。

◆ 1回目の断薬

徐々に減量し，38歳時 8月19日よりチオリダジン（10 mg）を1T 分1（就床前）とした。10月14日より，チオリダジンを中止し，ジアゼパム（5 mg）を1Tとした。

● 38歳時 11月16日

妻が来院する。「2週間前より調子が悪い。落ち着きがなく，急に怒りっぽくなったり沈み込んだりする」と話す。

処方
スルピリド（200 mg）　　　1T
ビペリデン（1 mg）　　　　1T
チオリダジン（10 mg）　　　1T　　分1（就床前）

しかし症状は改善せず，寝巻のままやパンツ1枚で外出したり，店に来た客を突然殴ったりするため，11月25日入院に至る。
ハロペリドール主剤に治療し，12月14日退院に至る。

◆ 2回目の断薬

徐々に減薬し，39歳時 9月13日よりは以下のように処方する。
● 39歳時 9月13日

処方
スルピリド（200 mg）　　　　　　1T
トリヘキシフェニジル（2 mg）　　1T　　分1（就床前）

● 40歳時4月25日

同処方を中止し，クロニジン 0.3 mg，ニトラゼパム 10 mg とした。

● 5月11日

母親が来院する。「薬が変わって，一時，口笛を吹いたり，夜中までゴソゴソ金魚の手入れをしたり，様子が変だったが，今は落ち着いている」と話す。

● 5月23日

本人が受診する。「以前よりよく眠れるし，調子はよい」と言うが，やや態度がチャラチャラしたような軽薄な印象を受けた。

● 5月27日

妻同伴で受診。「異常行動はないが，不眠が続き，落ち着きがなくイライラしている」と妻が訴えるため，スルピリド 400 mg から 1200 mg まで増量。さらにプロペリシアジン 25 mg を併用投与したところ，次第に落ち着き，外来で安定した。

◆ 3回目の断薬

● 42歳1月7日

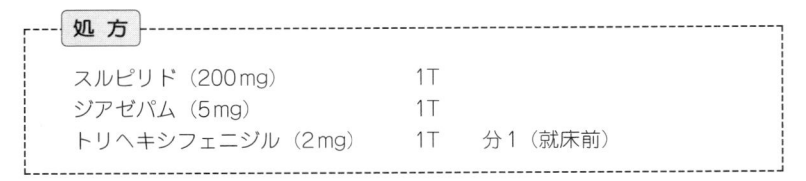

```
処 方
スルピリド（200mg）        1T
ジアゼパム（5mg）          1T
トリヘキシフェニジル（2mg）  1T    分1（就床前）
```

● 9月1日

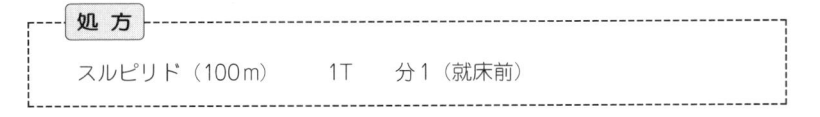

```
処 方
スルピリド（100m）   1T   分1（就床前）
```

● 43歳4月6日

3日に1日休薬するよう指示した。

● 5月18日

「ずっと調子がよい」と訴えるが，血圧200/90と高血圧が認められたため，

1週間後に受診するように勧めた。
- ●5月27日

　動悸があり，血圧が220/100であり，会話のテンポがやや遅いように思われたため，休薬を中止し降圧剤を投与したところ，1週後には血圧も正常化し，会話も普通に可能となった。

◆ 4回目の断薬

　45歳時11月28日の受診時には，長女に離婚話が出て不安定となったため，スルピリド200mg，プロペリシアジン10mgに増量したが，46歳2月10日よりは再びスルピリド100mg単剤で安定する。

　48歳時4月8日よりは，隔日投与とした。

　8月19日よりは3日に1回投与とした。

- ●49歳時2月26日

　「順調です」と言うが，やや脂ぎった顔貌が目立った。

- ●3月4日

　「胸がドクドクして不安な感じがする」と言うため，規則的な服薬に戻したところ，薬物の増量はせずに安定した。

◆ 5回目の断薬

　49歳時5月20日より，隔日投与とする。

- ●6月17日

　隔日投薬では「眠りが浅い」と訴えるため，規則的服薬に戻した。

◆ 6回目の断薬

　50歳時9月1日よりはスルピリドを中止し，ジアゼパム5mgに置換したが，1週間後に前薬のほうが気分が楽と訴えるため，スルピリド100mg単剤とし，安定する。

◆ 7回目の断薬

　54歳時4月16日よりはスルピリドを50mgに減量し，ブロチゾラム0.25mgと併用投与したが，3日目より不眠で，イライラすると訴えるため，スルピリド100mg単剤とし，安定する。

◆ 8回目の断薬

　9月17日よりは週1回休薬とした。

　10月15日よりは，自己診断しながら週に1，2回休薬するように指示す

る。

11月12日より，3日に1回休薬。

● 55歳時1月21日

「ちょっと眠りが浅い」と訴えるため，休薬日にはブロチゾラム 0.25 mg を1T服用するように指示する。以後睡眠も十分となる。

4月1日より，ブロチゾラム 0.25 mg とスルピリド 100 mg を交互に服用するように指示する。

● 5月27日

「眠りが浅くなって，思考力がなくなった」「頭が硬いような感じがする」と訴えるため，スルピリド 100 mg とブロチゾラム 0.25 mg を併用投与し安定する。その後，スルピリド 100 mg を単剤として安定する。

【現在の社会的適応状況】

発病後33年が経過し，58歳。スルピリド 100 mg を就床前に服用し，2週間ごとに規則的に通院。酒屋の主人として働き，普通に生活している。

【ポイント】

35歳時に自己判断にて断薬し，1年間は治癒状態を保ったことと「薬をやめたい」という本人の強い希望により，種々の断薬方法を38歳時から55歳時まで計8回試みたが，いずれも成功しなかった。断薬方法としては，抗精神病薬を抗不安薬や睡眠誘導薬，抗ノルアドレナリン作用薬（クロニジン）に置換する試み，間欠的投薬による段階的退薬，低用量化などを試みた。この症例はスルピリド 100 mg が再発予防の最少有効量として必須であると考えられ，断薬不能と判定した

4章 難治性分裂病者の治療

　クロルプロマジンやハロペリドールといった定型抗精神病薬の投与と通常の精神療法を併用することで，多くの分裂病者は軽快し，社会復帰している。しかしその一方で，治療抵抗性で難治性の分裂病者も多く，現代の分裂病治療上の最大の問題の1つと考えられている。治療抵抗性分裂病とは「2～3の化学クラスから選択された2～3種類以上の抗精神病薬が，各々クロルプロマジン換算で600～1,000 mg/日投与されたにもかかわらず，過去1～5年にわたって精神症状が根本的には改善しない」場合をいう。「精神症状が根本的に改善しない」とは，「長期入院，労働不能，貧困な社会関係，対人接触における貧困な反応」に相当するレベルを指すとされている。

　治療抵抗性分裂病にはクロザピンをはじめとする非定型抗精神病薬が有用とされ，本邦では1996年にリスペリドン，2001年にクエチアピン，ペロスピロン，オランザピンが相次いで発売となった。これらの薬物を使用してみたところ，ある程度興味深い薬効を示しはするが，分裂病の治療抵抗性を一変するほどのものではないと実感している。

　本章では，従来薬であっても適切な薬物療法と心理・社会的治療により寛解しえた難治例を提示する。

1 SSTを通じて就労可能となった症例

　社会生活技能訓練（social skills training: SST）は1970年代にアメリカのリバーマンらにより開発された認知行動療法であり、著者は1991年よりこれに取り組んできた。1995年には「SST普及協会」が発足し、この技法が全国的に普及してきている。家族関係に問題を有する難治性分裂病にSSTが有効だった2症例を提示する。

> **症例12**　M男：初診時31歳（数え年）。34歳時退院、以後外来で安定。42歳時までフォロー。

　27歳頃、被害妄想で発病し、過去2回当院に入院歴がある。退院後就労はするが、長続きしない。2回目の入院時に家族が「本人は自閉症で社会では通用しないため、一生病院においてくれ」と言う。家族を交えた1回のSSTで親子関係に劇的な変化が起こり、以後再発なく就労し8年が経過。

【発病前状況】
　性格は内向的で、学生時代から友達は少ない。小学校時代は野球、中学時代はテニスをしていた。京都のD大学を卒業後、大阪のO信用組合に就職。就職後2年目より外勤となるも、「預金がとれない」「死にたい」と家族に電話していた。27歳時6月には酒を飲んで暴れ、大学病院の精神科を受診した。8月には信用金庫を退職し、帰省。以後、他人を気にし、外出したがらない。「誰かに追われている」との被害妄想的な言動もあったが、スーパーや運送会社など半年ごとぐらいに職を転々とする。

【発病状況と治療経過】
　31歳時2月頃、「会社に迷惑をかけた」「教会の先生を裏切った」「すべてを裏切ったので死ぬしかない」と言い、川に飛び込んだり、ひもで首を絞めたりする。しかし「死ねなかったので入院させて殺してくれ」と訴える。
●31歳時2月18日
　当院初回入院。

スルピリドを300mgから500mgに増量し，次第に落ち着き，3月27日退院。以後は通院せず，スーパーやパン屋で働いていた。

● 32歳時11月14日

当惑状態を呈し，外来受診。

退院時処方で間もなく安定し，33歳時1月まで外来通院。以後受診は途切れる。

33歳時9月18日頃より，仕事上のミスが目立つようになった。このため「休んでくれ」と言われ，以後は家で休んでいた。しかし，訳のわからぬことをしゃべる。火のついたタバコを投げ捨てボヤを出しかける。両親に「あんたらはこの家の者ではないから出ていけ」と言い，両親を追い出し，家に鍵を掛け閉じこもる。

● 33歳時9月24日

収容入院に至る。診察時も支離滅裂で「お前ら敵の回し者だろう，出ていけ」など怒鳴るため，隔離室に入院となる。

```
処 方
① スルピリド（200mg）         6T    分3
  トリヘキシフェニジル（2mg）   3T
② ゾテピン（50mg）           1T    分1（就床前）
  ブロチゾラム（0.25mg）      1T
```

その後，次第に落ち着く。

● 10月9日

隔離室より開放病棟に転棟。

● 11月22日

OT参加開始。書道，農耕などに取り組む。OTRとの面接では，「過去の仕事のことは思い出したくない」「ノルマのある仕事はいやです」「ゆっくりしたいです」「家庭は落ち着ける場所ではない」「仕事をしなければならないという気持ちはあるが自信がない」と話している。

● 34歳時1月21日

「すっかり落ち着いた」「入院時のことは遠い昔のことみたい」と言う。また「朝，薬が残る」と訴えるため減薬。

> **処方**
> ① スルピリド（200mg）　　　　6T　　分3
> 　　トリヘキシフェニジル（2mg）　3T
> ② ゾテピン（25mg）　　　　　　1T　　分1（就床前）
> 　　ブロチゾラム（0.25mg）　　　1T

● 2月3日

院外での乾魚工場の作業に参加開始。

● 2月16日

「院外での作業にも慣れたので，5月の連休前には退院したい」と訴える。

【SSTへの導入】

退院したいと希望するが，無口で病棟での対人的交流に乏しいため，SSTに参加を促す。

● 2月27日

SSTに初回参加。メンバー全員に対し自己紹介を行う。最後の感想（評価ミーティング）では，「自分は人前で話すのが苦手だったけど，このようなチャンスを与えられて幸せだ，SSTに参加して訓練する」と話した。以後，毎週SSTに参加する。

● 3月12日

職安に行き仕事探しを開始。

● 3月18日

「ガソリンスタンドに就職を決めてきた」「3月23日より出勤するように言われた」と言う。担当ナースから退院の希望を家族に電話する。ところが両親の反応はけんもほろろといったありさまで，再度婦長が電話を入れても同様だった。このため主治医が直接電話を入れたが，これほど頑強な家族の抵抗ははじめてだった（当時精神科医20年目）。その要旨は「息子は自閉症であり，いくら医者が治ったと言っても社会では通用しない」「このことは親である自分たちが一番よくわかる」「だから一生病院においてほしい」との主張である。このような家族のもとに返しても再発は避けられな

いと思えたので，一旦は引き下がり，両親の来院だけは約束してもらった．
● 3月26日

両親が来院．「息子さんは院外作業で体力，気力をつけ，対人関係を円滑にするため，SSTで努力しておられる」「ご両親も今から一緒にSSTに参加して，現在の息子さんの姿をみてほしい」と主治医から訴えた．両親の態度はいくらか軟化し，当日のSST参加を了解される．

当日は6名のメンバーが参加した．M男の父親には，メンバーKと一般会話をしてもらう．母親には，M男本人が退院を許可してもらうよう頼むというテーマを設定した．

M男母子の会話は最初他人行儀であったので，まずリラックスするよう教示した．すると会話は滑らかになったものの，母親が一方的に説教調で話し，会話量も7対3くらいで圧倒的に母親が多いことが特徴的だった．この関係を逆転するように，M男の気持ちを受けとめてもらうように教示し，再度ロールプレイを行わせた．一方的となる場面にはそのつど介入し，もっと本人の気持ちを受けとめてくださいなどと助言した．

SSTが終了すると，父親は主治医に握手を求めて歩みより，「自分たちが間違っていた」「退院の件は先生にお任せします」と両親の態度は手のひらを返したように変わった．本人の真摯な態度がわかったこと，SSTの場面で真の親子の感情的交流が生じたこと，SSTの治療的介入で明らかに対人的生活技能が改善するのを目の当たりにされたことによるものと思われた．

その後本人はSSTに数回参加し，就職面接などの場面を中心に練習を積み，職探しを行ったが，いろいろな理由で職を断わられる．就職は結局OTRが紹介した院外作業先の事業所に決まり，4月21日退院となった．

【退院後の経過】

退院後まもなく就労先で苦情があり，一時解雇のおそれもあった．しかし主治医，OTR同伴で職場訪問して職場の理解が得られ，危機的状況を切り抜ける．
● 12月18日

自分で交渉し勤務条件のよい会社に転職を果たし，月給も当初の倍額を獲得（18万円）．

●36歳時3月12日

　さらに条件のよい会社に転職した。心身ともに次第にたくましくなり，休日は家族で買い物やドライブを楽しむ。月収も22万円程度となる。

　薬物は徐々に減量した。

●39歳時4月20日

```
┌─ 処 方 ─────────────────────────────┐
│                                         │
│  スルピリド（200mg）      1T   分1（就床前）│
│  プロチゾラム（0.25mg）    1T                │
│  トリヘキシフェニジル（2mg） 1T                │
│                                         │
└─────────────────────────────────────┘
```

【現在の社会的適応状態】

　退院後2回の転職を果たし，3回目の職場にも家庭にも適応している。42歳独身。毎月1回規則的に日曜外来（就労分裂病者のための特別外来）を受診している。

【ポイント】

　27歳時発症から31歳時までの未治療時期の本人の問題行動を，両親は矯正不能の人格障害（父親によれば自閉症）と誤解していたものと思われる。2回目の入院中に計10回程度行った本人に対するSSTの治療効果と，1回のSSTを通じた家族療法により，劇的に親子関係が改善され，本人の情動が安定した。本人は「SSTのおかげで家族の理解が生まれ，また社会生活にもこれがずいぶん役立った」と言う。もしこの症例にSSTを実施しなかったなら，頻回に再発を繰り返すか，家族の理解が得られず一生入院生活を余儀なくされた可能性が高いと思われる。

> **症例13**　T男：初診時21歳（数え年）。26歳時6回目の入院時のSSTや家族療法などで寛解。

　高校時代の発病。大学に入学したが，被害妄想から暴行を繰り返し，21歳時入院。大学時代はいずれも家庭で暴れ，警察官同伴か収容入院を繰り

返した。卒業後6回目の入院でSST，家族療法，柔道療法を行い，人からジロジロ見られるという注察妄想に対し，一緒に散歩しながら被害的関係づけを修正したところ，劇的に改善した。

【発病前状況】

中学時代，成績は上位（学年で10番以内）。高校入学頃より言葉にひっかかるため，友人が次第になくなり孤立する。本人もこの頃より，「周囲の人からいじめられているのでは？」と感じるようになったと言う。一浪後，大学の英文学部に入学。寮生活を始めたが，相変わらず友人はできなかった。21歳時5月，他の寮生がうるさいと言って暴行し，問題となった。

11月17日，姉の結婚式のため某市のホテルで待ち合わせをしたときも些細なことで興奮，大暴れした。11月20日，寮で興奮して包丁を振り回した。

12月17日，帰省し，郵便局で配達のバイト。「手紙の順番を勝手に変えていじめる奴がいる」と家族に話し，「もう来なくていいと言われた」と休むようになったが，郵便局からは急に休んだという苦情があった。

【発病状況と治療経過】

◆初回入院の経過

●22歳時1月2日

「風呂の湯がぬるい」「おれをいじめるつもりか」と興奮し，暴行。家人を追い出し，ガス栓を開放する。このため警察に保護され，夜間初診に至る。

受診時，頭髪は乱れ，上着には血痕がついている。興奮はしているが会話は可能。隔離室には素直に入室し，レボメプロマジン（50mg）1 T，ニトラゼパム（10mg）1 Tを服薬する。

●1月3日

> 処方
>
> ① プロペリシアジン（25mg）　　2T　　分2
>   トリヘキシフェニジル（2mg）　2T
> ② プロペリシアジン（25mg）　　1T
>   ニトラゼパム（5mg）　　　　　1T　　分1（就床前）

●1月4日

「口が乾く,体がだるい」と訴えるため,以下のように減薬する。

```
処 方
①  スルピリド（200mg）        2T    分2
    トリヘキシフェニジル（2mg）  2T
②  プロペリシアジン（25mg）    1T
    ニトラゼパム（5mg）        1T    分1（就床前）
```

入院以後,興奮することはない。

●1月6日

PICUへ移室。発語は乏しく,デイルームには出ず,ほとんど自室で過ごす。診察時も幻覚は否定。あきらかな妄想とは言えないが,家族が自分をいじめるような気がすると訴える。

●1月12日

個室開放病棟に転棟。

◣SSTの導入から退院まで

●1月17日

SSTに初参加し,サッカーなどスポーツを話題にして話した。以後,対人的交流は乏しいが,順調にOTやSSTに参加し,院内では問題なく過ごす。

このため徐々に減薬する。

●1月27日

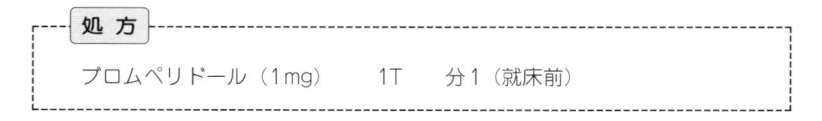

```
処 方
ブロムペリドール（1mg）    1T    分1（就床前）
```

●2月6日

両親との短時間の外出時に,「なぜこんなところへ入れたのか」「先生や看護婦さんは病気ではないと言った」「覚えておけ,殴ってやる」と言う。そして,病棟への階段で母親の腕をつかみ叩くような素振りをしたと病棟に電話があった。また,父親が本人に「親戚に佗び状を書け」と強要していざこざを起こすなど,家族関係に問題があることがうかがえた。

● 2月25日

　SSTでは「入院生活と今後」というテーマで，臨床心理士を相手役に「入院生活ではOT，SSTなど参加して楽しかった」「復学に関しては多少勉強について行けるか心配ではあるが，たぶん大丈夫と思う」「4月まで1カ月家で過ごす予定だが，親はうっとうしいので関わりたくない」など，笑顔で自分の思いを一所懸命に語った。

● 3月1日

　臨床心理士を交え，両親，本人，主治医と4者面談をしたが，途中大声を上げたり，テーブルを蹴るなどの行為があり，両親に「覚えておけ」などの暴言もはく。このため面談は中止し，これ以上本人を刺激せぬよう，そっとしておいた。夕食は食堂にて全量摂取したが，表情が硬くナースの声かけにも返答しない。翌朝は布団をズタズタに破り，声かけにも全く反応ぜず，このため隔離室に転棟する。ハロペリドール（5 mg）2A，ビペリデン（5 mg）2A 2×朝，夕筋注を1週間行った。

● 3月2日

```
処 方
① スルピリド（200 mg）      6T    分3
  トリヘキシフェニジル（2 mg） 3T
② プロペリシアジン（25 mg）   1T    分1（就床前）
  プロチゾラム（0.25 mg）    1T
```

　昏迷，拒絶状態は徐々に改善する。

● 3月13日

　個室開放病棟に転棟した。また家族との面会でも穏やかであるため，3月17日より3日間の外泊を行った。

● 3月30日

　退院となる。

　4月より復学し，母親が受診に来て薬剤を本人に郵送する方法で大学は卒業したが，その間，家庭で暴力を振るい，2回計51日間，いずれも収容入院を行っている。

◆完全寛解へ向けて,再びSSTの導入

25歳時3月,大学を卒業後は県内のプラスチック製品製造会社に勤めたが,12時間2交代勤務でハードであった。就労後はほとんど服薬しなかったようだ。突然帰省し,大学へ卒業証書を取りに行く。帰路,母親に暴力,収容入院に至る。入院後服薬を開始すると,まもなく拒絶は改善した。

5月26日〜6月28日,入院(4回目入院)。のちに復職した。

しかし12時間勤務でしんどいと休みがちで,7月4日に退職。以後は祖母と二人暮らしで(父は単身赴任,母も就労),自宅でゴロゴロしていた。

今回は服薬はしているが,言うことがころころ変わるため,祖母はくたびれ果てる。本人に受診を勧奨する手紙を主治医が書き母親にもたせたが,本人は受診せず。その後,母親からの電話では,じっくり接しようとしたが暴力を振るいだしたので,と収容依頼がある。7月29日,男子看護者3人で自宅に収容にいくが,抵抗激しく,興奮,暴力行為がある。

病院での診察時は拒絶的ではあるが,会話は可能。「親が自分の悪口を言っているような気がする」「それで腹が立つ」「暴力も出る」「自分は追いつめられている」「正当防衛だと思う」と言う。今回は服薬状況下の再発であり,より強力に薬物療法を行う必要性を感じた。

● 25歳時7月29日

```
┌─ 処 方 ──────────────────────────┐
│                                              │
│  ① ブロムペリドール(6mg)      6T    分3    │
│     トリヘキシフェニジル(2mg)  3T           │
│  ② プロペリシアジン(25mg)     2T    分1(就床前)│
│     ブロチゾラム(0.25mg)      1T           │
│                                              │
└──────────────────────────────┘
```

● 7月30日

「昨夜はぐっすり眠った」と言う。昨夜は頭にきたかと問うと「はい」と答える。夫婦共稼ぎで寂しい思いをしたかと問うと「まあ,そうゆうこと」と言う。親から愛された記憶がないかと問うと「子供の頃はあります」と答える。穏やかに応対できるため,個室開放病棟に転棟する。

今回は学業も終了し,復職先もないため,SSTを通じた家族療法をじっくり行うこととし,入院期間も3カ月を設定した。

●8月14日

　SSTに参加する。両親他19名出席（スタッフ：医師2名，病棟ナース1名，PSW 1名，OTR 1名，OTS 2名）。

　ロールプレイテーマ：盆は来客があるので外泊はだめと家族から断わられたのを受けて，本人が母親役のPSWに頼む。

　PSW相手ではスムーズに会話が運んだため，母親に代わってもらい実際に頼ませた。ところが，母親は一方的に説教調で話し，本人は次第に口数少なくなり黙り込んでしまう。

　種々の治療的介入を行うが時間切れのため，SST終了後40分程度，本人，両親，医師2名，PSW，ナースにて個人SSTを行う。当日同席した病棟ナースの見解を看護記録よりそのまま以下に再現する。

　　　　　　　　　□　　　　　□　　　　　□

　両親共に来院。SSTに参加される。はじめにPSWが母親役となりロールプレイ。その後，母と会話させる。母の説教口調に次第に表情硬くし，口を閉ざしてしまう。SST後に40分程度，医師，PSW，ナース，両親，本人で会話試みるも，常に母親説教口調にて，医師のアドバイスも耳に入らず。本人言葉少なながらも，「家にいると仕事もしないで，居候のくせにと言われる」「僕のいないところでコソコソ話す」「人前に出ると視線を感じてやりきれない」など話す。父はほとんど口を開かず。口を開くといきなり辻褄の合わないことや説教を始める。

　A：仕事が出来て元気な本人しか両親が受け入れられず，現在の状況は両親にとって「間違い」としか考えられていない。終始「働けさえすれば」を繰り返し，本人がやっとの思いで発する言葉もサラッと受け流してしまう状況。両親の観念は非常に固定しており，変化を求めるとしても，かなりの時間と努力を要するものと思われる。

　P：話し合いの結果，本日より4泊5日の外泊となる。帰院時，本人，両親双方より思いを聞いてみるのもよいか。

　　　　　　　　　□　　　　　□　　　　　□

◆ **両親を交えてのSST後の変化**

●8月18日

　外泊より帰院。

　本人：「外泊は楽しかった」「今回は親がいろいろ文句を言わなかった」

「自分の言いたいことも言えた」

父：「家族4人でドライブに出かけたり，祭りにも行き，とてもよかった。感情も安定していたが，難しい話はしなかった」

● 8月19日

病棟看護婦のSSTに関する看護記録を読み聞かせる。ずいぶん素直になっており，「人から見られるのでいや」と言っていた祭りにも，自分の意志で行ったと言う。

以下は，8月28日の看護記録より。

　　　　　ロ　　　　　ロ　　　　　ロ

　他患のロールプレイを熱心に聞けるようになる。本人のテーマは「自分について」ナースと行う。
　「自分はどのように見えるか，はっきり言ってほしい」と言う。ナースがほめると，「もっと批判的なことを言ってほしい」と要求する。
　アセスメント：今まで人の意見を聞き入れることができなかったのに，自分の悪い所を話してほしいと言えるのは大きな進歩と思われる。

　　　　　ロ　　　　　ロ　　　　　ロ

以後SSTでは，家族との会話，就職面接を行い，病気を理解してもらえる地元の企業へアルバイト就労（6時間/日）を決め，10月28日退院となる。

薬物は徐々に漸減し，退院直前（10月12日），以下のように処方する。

```
┌─ 処　方 ─────────────────────────┐
│                                    │
│  ブロムペリドール（3mg）   1T   分1（就床前） │
│  トリヘキシフェニジル（2mg） 1T              │
│                                    │
└────────────────────────────────┘
```

◆ 6回目の入院へ

前回の退院直後は順調に就労して，家庭でもトラブルは認めなかった。

● 11月9日

父が本人を「落後者」と言ったことに立腹し母親を殴るが，静観にてもち直す。その後，次第に出勤率は落ち，12月の中旬には半分程度となる。

● 26歳時1月5日

　父親が来院する。「年末から正月にかけ，家族でハウステンボスに行った」「そのときの写真を本人が先に見ようとするので，『お母さんが先では』と言ったところ口論となり，母親と自分に暴力を振るった」と訴えられる。主治医との話し合いの結果，父親はホテルに泊り静観。翌日仕事に出かけるかどうかで今後の対応を考えることにした。

　翌朝，父親来院。家に閉じこもっているとのことで，収容に行くと包丁で威嚇する。そのため警察を呼ぶと，その間部屋の中をメチャクチャにする。警察十数人で収容。

● 1月6日

　入院時，しゃべりはしないが問いかけにはうなずく。親を恨んでいるか問うとうなずく。「私も看護者も君の味方だから」と言うと，放泣しだす。

> 処方
>
> ① ブロムペリドール（6mg）　　3T　　分3
> 　　トリヘキシフェニジル（2mg）　3T
> ② プロペリシアジン（25mg）　　2T　　分1（就床前）
> 　　ブロチゾラム（0.25mg）　　1T

● 1月8日

　就労先の事業所へPSWより電話を入れた。「うちの事業所は精神遅滞の従業員もおり，本人には彼らのリーダー的存在になってもらおうと思って，そのように接していた。健康保険や厚生年金加入の手続きもしたし，彼には大いに期待している。就業時間の短縮を考えてもいいから，ぜひ復職してもらいたいと考えている」と話された由。

● 1月12日

　診察時，前記PSWの記録を本人に読ませる。

　＜また病院から来たと思ったの？＞「はい」＜いきさつはお父さんから聞いたけど，あなたの言い分は？＞「長崎では，人が見てやりきれなかった」＜人が何か言った？＞「それはなかった」＜今はどう？＞「今はない」＜自分の悪口を言っているよう？＞「まあ」＜お母さんを殴ったのは？＞「皆がぐるになっていじめると思ったから」＜今の気持ちは？＞「両

親を殴ったのは悪かったと思うが，なんで他人が自分を見るのかと思う」
　以上の問答のように，被害的関係念慮と注察妄想に基づく両親に対する暴行であることがうかがえる。診察後は個室開放病棟に転棟とした。

●1月31日
　両親，主治医，病棟婦長で面談し，SSTや，今回暴行に至った場面ではいかにしてコミュニケーションギャップが生じたかを説明した。
　面接の要約は以下のとおりである。
　① 暴力は衝動行為によるものではなく，両親に対する被害的な関係念慮に基づき，抑制能力が未熟なため起こっている（通常の衝動行為による暴行は，家族だけでなく他患や職員に対しても起こるが，彼の暴行は院内では生じない）。
　② 現在の被害的な関係念慮は1回や2回の対応への不満の爆発ではなく，今までの対応のまずさが積もり積もって現在の状況を引き起こしている。
　③ 本人の努力を認め，それを言葉に表してほしいこと。「頑張れ，頑張れ」ではなく，「よくやっているね，感心しているよ！」と言ってやってほしい。
　④ 婉曲表現ではなく，単刀直入の表現の会話が好ましい。
　⑤ 今後は病院から事業所へ通い，ある程度社会性が身について退院を考えるという方針である。
　母親は思いあたる点が多々ある様子で，時々涙を流しながらの面談となった。面談終了後，両親は婦長同伴で本人に面会をしたが，両親の話は回りくどく，同じことを何回も繰り返し，本人は小声で「うん，うん」とうなずいていた。以後も「悪口を言われている感じがする」「多少は幻聴もある」と訴える。

●3月25日
　本人，両親，主治医，病棟婦長，PSWで今後の方針について話し合う。当市内でアパートが見つかり次第，退院とする。生活費は，賃金を考慮し部分的に援助する。また本人から親に「野菜ができたら，ちょうだいね」と言う。父は世の中のルールに則った生活をするように言い，母は両親とうまく思いを口にすることができず誤解を与えたことを謝る。本人は笑

顔で了解する。

　同日夕方，突然看護詰所に来て，悲しそうな顔をして泣くのをこらえているため，婦長が話を聞く。「今日給料をもらった」と言い，泣きだす。「4万円だった」と言ったきり沈黙。話してみるようにとの促しに対し，「大学を出たのに，たったこんだけのお金で」と，あとは声にならず，同じことを繰り返ししばらく泣く。どうしょうかと問うと「頑張ります」と言い，ニコッと笑う。月給12万円は契約時にわかっていたことだが，実際に給料をもらい情けなく思った様子。思いを伝えにきてくれてありがとうと，婦長は返した。

● 3月26日

　看護回診時，「今日は作業を休みたい」と言う。どうしてかと言うと，「道中，人がジロジロ見る。人権侵害だと思いませんか」と表情を硬くし，口唇を振るわせながら訴える。「なぜ人がジロジロ見るんですか」「親はいい服を着ているからだと言います」「でもそうは思えない」「人の視線が邪魔なんです」「でも何か用かと聞き返す勇気がない」と言う。また「大学出なのに月給12万円で僕は損をしています。同年齢の大卒者は18万くらいで働いているのに僕は損をしている。どうしてくれるのですか」と言う。

● 4月18日

　このように注察妄想が持続し情緒不安定なため，注察妄想の発生状況を調べてみようと，本人に随伴してバス停まで外出してみた。道中，主治医は本人の半歩後方を歩き，「今通過した人は君を見たかどうか」と聞きながらバス停まで歩き，近くのスーパーに入り，喫茶店で1杯のコーヒーをおごり，話し合った。「彼が見られた」といった場合は主治医から見ても明らかに「彼は見られており」，主治医だけが見られ彼は見られなかった場合や，両人とも見られた場合とそうでなかった場合など，彼の見られたという主観は主治医の主観に完全に一致していた。このように人の視線に注意して歩いてみると，一瞬ではあるが人は人に注意を払っており，おそらく人間も動物の習性で敵か味方か区別するために見るのだろうと話した。「もし君のほうがより見られているとしたら，君の容貌がやや日本人離れしている（インド人に似ている）からかもしれないと言い，見られているのは事実だけれど，相手に他意はなく，それを悪いほうに解釈するのは間違い。有名

人などそんなことを気にしていたら生きていけない。自分に自信をもち，悪いほうに考えないように」と言っておいた。

●4月22日

　婦長が先日の主治医同伴の外出の件を問うと，「人が自分のことを見る僕の気持ちを先生はわかってくれた」「見られているのは事実だが，それを自分がどう捉えるかが問題」「悪いほうに解釈しないようにと言われた」「いつも自分は他人がどう自分のことを思っているか気になるから，人が自分のことを見ると，どうしても悪いほうに捉えていた」「でも先生と一緒に散歩して，なんとなくわかってきた」「先生にそこまでしてもらわないとわからない自分が情けない」と話す。「そこまでしてもらってもわからなければ情けないかもしれないが，Tさんはわかったのだからいいと思う」と返すと，「そうですね」と納得する。

　以後，職場のトラブルなどで動揺することは数回あったが，他患やナースとのコミュニケーションも飛躍的に増加した。また外泊後の父親からの手紙には「暴れて家具など壊したことを率直に謝り，テレビの話，病院の話など積極的にした」など本人と家族の交流の様子を詳細に記述したあと，「以前と比較すると格段の変化が感じられた。また生活費の援助額の交渉でもエキサイトすることはなく，良くなったと思いますので，引き続きお願いします」と結んであった。

　その後，SSTにも積極的に参加するようになり，SSTで日記の話が出たのでこれから自分も日記をつけるので見てくれと診察時に日記を持参する。また入院28日目から開始した柔道療法も一時面倒くさくなったとやめていたが，以後は毎週欠かさず出席するようになった。

　以前とは別人のように明るくなり，注察妄想もすっかり消失し，6月2日，アパートに退院に至った。薬物に関しては，入院後5回処方変更したが，4月1日よりの退院時処方は以下のとおり。

処方

ブロムペリドール（6 mg）	3T	分1（就床前）
トリヘキシフェニジル（2 mg）	1T	
ブロチゾラム（0.25 mg）	1T	

4章　難治性分裂病者の治療　89

以下に，退院に際して看護者に宛てた本人の手紙の全文を記す。

　　　　　　　　□　　　　　□　　　　　□

ナースの皆様へ
　今回の入院では非常に助けられたと思います。ナースの皆さんの笑顔やはげましの言葉，どれも僕の心の糧となりました。多分もう入院することはないと思うけど，薬と通院だけは忘れずにしたいと思います。ちょっと感情的になったこともあったけど，数々のはげましの言葉，説得の言葉に助けられてたと思います。本当に有難うございました。この経験を忘れずに，社会に出ても頑張り，僕の夢（注：大学院に進学し教師になる）も本当に大きいかもしれないけども実現するように頑張っていきたいと思います。
　ちょくちょく病棟に顔を出しに来るかもしれませんけど，その時もすばらしい笑顔で接してやって下さい。あと僕のグチも聞いてやって下さい。
　仕事とはいえ，どうも有難うございました。

　　　　　　　　□　　　　　□　　　　　□

【現在の社会的適応状態】

　27歳となり，日給月給で12万円，親から5万円援助してもらい，単身でアパート生活中。注察妄想，被害妄想は消失しており，寛解状態。以前と比べ別人のように明るくなり，体重も80kgから68kgに減って，身体も締まってきている。

【ポイント】

　治療開始から4年5カ月，6回目の入院で，やっと寛解状態に至った。本人の中核症状は被害的関係念慮，注察妄想で，発達過程の親子のコミュニケーションギャップにより生じた可能性が高い。薬物療法は過敏性を軽減するうえで重要ではあるが，より本質的には，親子関係に代わる患者－治療者間の信頼関係の醸成，SSTによるコミュニケーション能力の向上，心身の鍛練である就労や柔道により社会的適応能力の向上が大きく寛解過程に寄与したものと思われる。特に後半の2回の入院中のこのような治療的な介入後，本人に随伴して注察妄想の発生状況を観察し，見られている事実とそれに対する被害的な意味づけを区別し，認知的修正を行ったことは，劇的な治療効果があった。家族は「いい服をきているから見られているの

だろう」と言っていたし，主治医も以前は「人は皆それぞれ多忙でそんなに他人に注目することはない」「たとえ見られても他意はないので気にしなくてもよい」と診察時に言っていた。あるとき「病棟では見られないが，外出すると見られる」と言った本人の言葉が気になった。病棟の分裂病者はあまり他者に関心がなく「見られない」が，院外では他人から「見られている」かもしれないと考え，本人の訴えを確認する必要性を感じて同伴散歩を行ってみた。分裂病の症状をありえないことと頭から否定するのではなく，現実に即して了解的に考え適切な治療的介入をすることがいかに重要であるか，本症例を通じて考えさせられた。

2 他院紹介よりの難治例

治療抵抗性分裂病の概念については前に述べた。分裂病の予後は薬物療法のみならず，言語化しにくい物理的または心理的な治療環境に左右される。ここでは通俗的ではあるが，種々の医療機関で治療されたにもかかわらず改善が認められなかった難治例で，当院における治療で就労レベルまで症状の改善が認められた症例を取り上げ，分裂病の寛解過程について考えてみたい。

症例14　M子：初診時27歳（数え年）。寛解状態で服薬継続中。

27歳時，留学中に発症。以後多彩な妄想が持続し，当院へは36歳時に5回目の入院。コンピュータによるデータ通信の手段を獲得させたところ，急速に妄想は消失し，寛解退院に至った。

【発病前状況】

性格は几帳面，考え込むタイプ。外国語大学夜間部卒業，国際関係論学科修士課程終了後，東京で単身生活をしながら約8年間翻訳の仕事をしていた。この間，イギリス4回，アメリカ，ドイツ，フランスに各1回，留学経験がある。留学中に発病。

【発病状況と当院受診までの治療経過】

27歳時，イギリス留学中に「CIAにスカウトされた」などの妄想出現。その後帰国し，27〜30歳時，東京の大学病院に通院。主治医に恋愛感情を抱き，頻回に受診していた。32歳時には再びイギリスに渡り，イギリス人と同棲。結婚の約束を交わしたが，フランスへ渡り，錯乱状態となり強制帰国となる。以後フランスの精神病院を含め各地の病院に計4回通算約8カ月間の入院歴がある。

当院へは横浜のM病院からの転入院であるが，M病院に入院に至った経過を紹介状より記す。

　　34歳時5月よりはT大学附属病院精神科に通院中であったが，35歳時4月16〜20日のスケジュールで上京し，帰宅しないため，4月24日，警察の協力を得て入院に至る。入院時同伴した実父を養父と言い，実父はアメリカ人と言う。「CIAにスカウトされ，実父の要望で組織犯罪を調べている。自分にはイギリス人の血が流れている。ダイアナ妃は自分に嫉妬している。日本の皇太子からもアプローチされご結婚後も同様の状態だ」と言う。大部屋はいや，ラジオを聞いていないと死んでしまうと入院中ずっと保護室を使用。本人から保護室を出たいと言ったことはない。医師の診察には拒否的。母親の面会も不安発作が起こるからと断わる。なんでも情報はラジオから入る。兄との面会に際して，CIAから兄はエイズだから会うなと言われたと言う。

以上のように活発な妄想を認め，病識は全く欠如した状態で，35歳時7月24日，当院に転入院となった。

M病院よりの転院時の処方は以下のとおりである。

① ブロムペリドール（3mg）　　9T　　分3
　　クロルプロマジン（50mg）　　3T
　　ビペリデン（1mg）　　　　　　3T
② ニトラゼパム（5mg）　　　　　1T　　分1（就床前）
　　クロルプロマジン（50mg）　　1T

【当院での治療経過】

　初診は富永医師が行った。初診時，表情は穏やかで丁寧に診察に応じる。しかし「実はリビア大使館に雇われていて……，父には内緒にしておいてください。銀行に勤めていると言ってありますから……，3カ月入院しろという指令が出て入院していましたが，もう入院はいいです。雇用主もそう言っていますから」などと言い，妄想は活発。幻聴，作為体験などは否定。

　7病棟は個室であり，避暑でもするつもりで，これからのことをゆっくりと考えたらと促すと納得し，任意入院となる。薬物はできるだけM病院のと同じにしてくださいと言うため，同一処方とした。

●35歳時7月25日

　「33歳時からリビア大使館に勤めており，今は静養期間」と言う。今の薬はどうかと聞くと，「手が震えるし，生理が続く」と訴えるため減薬した。

●7月26日

```
処　方
① クロナゼパム（0.5mg）        3T    分3
② プロペリシアジン（25mg）     3T    分1（就床前）
・ トリヘキシフェニジル（2mg）  1T
```

　以後も妄想に支配された行動が続くため，8月22日よりはプロペリシアジン（25mg）1Tを就床前に追加したが，その後は全く処方変更は行っていない。

●8月22日

　「9月5日に退院したい」「1週間ほど家にいて，東京の婚約者のところに行きたい」「それにリビア大使館で働かないといけないし」と訴える。英国人の婚約者がいたのは事実ではあるが，すでに結婚し子供もいる。婚約者が迎えに来られるならいいけど，父親来院まで退院日の決定を待つように説得した。このため主治医に対する不信感が生じ，ナースに主治医交代を希望し，主治医は自分と浮気したがっている，人格的に信用できないなど訴えている。

● 8月31日

　父親来院。本人を交えての話し合いの結果，以下の2点で合意が得られた。
　① 　リビア大使館より就労許可の証明書が届き次第に退院とする。
　② 　海外への電話を許可する。

　父親は実際のところ，本人の家庭への退院は無理と考え，一生涯の継続入院を希望した。

　その夜は，今日の面談で自分の意向が十分伝わったと，ナースに晴れ晴れとした表情で話す。「また明日19時以降に看護者同伴で事務室からフランスのリビア大使館に電話し，就労許可の証明書送付の件を伝えることになっている，主治医との約束でその証明書が届くことが退院の条件となっている」と話している。

● 9月12日

　「フランス大使とは連絡がつき，リビア大使館から直接連絡がある予定だ」と言う。それまで入院していていいかと問うと，「はい」と答える。友達ができたかと問うと，「話の合う人がいませんよー」と言う。一度は出席したSSTにまた出てみないかと誘うと，「ばかばかしい，わざとらしい」と言い，拒否する。

　病棟では対人的交流は乏しく，OT棟のワープロで回顧録を英文で書いたり，ラジオを聞いて過ごしている。またブッシュ元大統領に電話を入れたり，フランスに核実験反対の英文の手紙を出したりする。フランスへの手紙の書き出しは，日本の皇太子妃は自分に嫉妬しているなど，妄想内容を延々とつづり，最後に核実験に反対であるとの声明を述べている。最初の文章を削除したほうが訴える力が大きいとアドバイスするが，「これでいいのです」と聞き入れない。

　10月中旬になり，「資料がないので回顧録は行き詰まった」「書くのはしばらく休む」と言う。

● 11月14日

　「リビア大使館から亡命は受け入れられないと言ってきた」「回顧録を書くための資料は国会図書館にあるので東京に行かせてほしい」と言う。

● 11月21日

　父親の来院。本人を交えて話し合う。「東京に行って回顧録を書きたい」

と父親に頼むと，父親はもっと建設的なことをしてはどうかと東京行きに反対する。あれこれ話し合った結果，主治医の提案を両者が受け入れ，コンピュータによるデータ通信の手段を身につけ，翻訳の仕事を入院しながらやってみる，コンピュータは買ってもよい，もしこれらのことが実現すれば退院して家で翻訳をしてもいいと，父親も本人受け入れの気持ちを表明する。

● 12月12日

パソコンが入り，主治医が操作を教える。月末にはパソコンの操作は完全にマスターし，『ジャパンタイムズ』で仕事を探しているという。その後妄想は急速に消失し，「CIAのことなどあまり考えなくなった」と言う。

● 36歳時1月22日

ファックスで東京の翻訳会社に願書を送る。

● 1月23日

診察時「編集のしかたを教えてほしい」と言う。＜この頃，皇太子妃は嫉妬しない？＞と問うと，「全々関係ないです」と答える。＜病気だったと思うか＞との問いには「メデイアに影響されていた」と答える。

● 1月30日

「仕事が来た」「翻訳原稿1枚につき3000円だ」と言う。「来週には父が来るので退院したい」と言う。

● 2月6日

父親来院。今後翻訳者として，家庭で無理せず仕事をするとの運びになり，地元の病院を紹介した。

【現在の社会的適応状況】

家庭で翻訳業に従事。地元の病院に通院服薬中。寛解状態で37歳独身。

【ポイント】

当院転入院時は長期間固定した妄想が持続しており，とても回復の見込みはないものと主治医も両親も考えていた。妄想に対して，コンピュータによるデータ通信の手段の獲得がこのような劇的な治療効果をもたらすと最初から考えたわけではない。リビア大使館より就労許可の証明書が届き

次第に退院とするとの条件も，退院を延期する手段として提案したものである。しかしながらこの症例の寛解過程を考えてみると，妄想を頭から否定するのではなく，国際電話を自由にかけさせたり，リビア大使館から就労許可が出たら退院にするという本人の考えを受容しつつ現実にぶつけさせるという試みは，本人の頑なな気持ちを揺るがせ，妄想と現実との掛け橋を形成した可能性がある。現実にリビア大使館から亡命は受け入れられないとの通知が届き，妄想が現実から拒否されたショックを受けた時点で，コンピュータによるデータ通信というより現実的代案が提示された。しかも翻訳者の試験に合格するという成功体験により急速に現実に引き戻されたと考えられる。

本症例では，妄想に基づく行動を受容しつつ，苦手な対人関係と無縁なコンピュータによるデータ通信というコミュニケーション手段により職業を得たことが，症状改善に大きく寄与したと思われる。妄想はそれ自体が問題なわけではなく，それに基づく行動の異常や社会生活ができないことが治療の対象となる。現実生活への不適応から妄想が生じ，現実生活への再適応からこのような薬剤抵抗性の頑固な妄想が劇的に消失した事実は，分裂病の妄想の発現機序とその治療に貴重な示唆を与える。

症例15
H男：初診時18歳（数え年）。25歳時に退院以後，外来で安定。28歳時までフォロー。

遺伝負因も強く，当院初診時は「癌が心配でたまらない」と訴え，心気妄想を著明に認めた。極めて難治性と思われたが，遅発性錐体外路症状を認めたため，薬物調整で多少の活動性改善の見込みはあると考えられた。しかし，薬物調整や治療環境の相互作用により，寛解状態で退院。本人や家族をはじめ，主治医やスタッフも驚かされた症例。

【発病前状況】
4人兄弟の次男。本人を含め3人が分裂病を発症。幼稚園時代は友人と交わりにくく，自分から話しかけられなかった。小学時代は体育が苦手で，「苦手な体育の子の教室」に通う。中学時代は野球部に所属する。家の都合

で引っ越したため，高校では中学時代の友人は少なかった．成績はトップクラス．17歳頃より，勉強，スポーツともに優秀な三男に対し憎しみを抱くようになり，関係悪化．次第に「顔も合わせたくない」と部屋に閉じこもる．

【発病状況】

17歳時秋より，神経質に手洗いをするようになる．18歳時6月，K大学附属病院初診．神経症との診断を受ける．この頃，修学旅行でお金をたかられたり，いじめにあったりした．大学は文学部の社会学科に入学．落語研究会にも入り友人もいたが，O脚にこだわり，三男への嫌悪感強く，家に帰らず野宿などする．このため，大学1年の後期より親戚宅に下宿．2年よりはアパート暮らしを始める．三男も発病し，アパートから飛び降り自殺未遂，半身不随となる．このため本人実家に戻るが，今度は四男に嫌悪感を抱くようになり，弟と父の会話から「ばかにされている」など思い込み，被害妄想が出現．各地の大学病院や精神病院を受診する．大学は何とか卒業．24歳時3月，精神科クリニックで入院治療の必要ありと診断され，5月14日から25歳時1月28日まで，K大学病院に入院に至る．

【K大学病院での治療経過】

K大学病院から当院への紹介状を以下に記す．

> 病歴は前述．入院後は「眉間の痛み」「癌になった」「弟のせいで鼻がつまって息ができない」など心気妄想的訴えがあり，7月には電車にて自殺企図．このため，2週間の保護室を使用後，退院まで閉鎖病棟で処遇．明らかな幻聴などは認めないが，保護室使用中に実体的意識性を訴えたことがある．精神的に不安や心気症状の増悪と同時に錐体外路系症状らしき症状（小股歩行，嚥下困難）などが増強する特徴があり，陰性症状も強い．秋頃から家への外出を繰り返し，25歳時1月になってから6，7回外泊をトライしており，この折，久しぶりに三男と顔を会わせたが，平静でいたようである．治療機関の再々の交代は，母の情動的なあせりが一因と思われる．

4章 難治性分裂病者の治療

【看護要約より】
○ADLおよび安静度：ADL介助を要す。自殺に注意。閉鎖コーナー使用中。外出は同伴で可。
○食事内容：「食べられない」「飲み込みにくい」と言うので，希望にて7月5日より粥食。
○看護経過：
　① 不満足な関係に関連した無気力：セルフケア活動を通して声かけを多くし，日中寝ているのを起こし，同伴での散歩外出を促してきた。大きな変化はなく，発動性の乏しい自閉的な生活が続いている。
　② 幻覚妄想に関連した不安：根底に心気妄想に支配されやすいところがあり，不安材料は多く，内容に変化があるものの，心気的訴えは持続している。訴え時は話題を転換。現実感のもてる方法で対処するが，その場限りといった感じで，再び妄想的訴えを繰り返してくる。
　③ 満たされない依存欲求に関連した暴力の可能性：満たされない欲求に対して焦燥感がつのり，10月1日にはカバンを蹴ったり，暴力の危険性が再燃してきた。

【現在の問題点と継続依頼】
① 無気力
② 不安
③ 暴力の可能性（7月13日電車に飛び込む）
　　妄想により欲求が満たされなかったり，不満足な関係に至る。現実的な不安対処方法で接する。心気的な訴えの内容は，「鼻閉，左と右で空気の流れが違う」「息苦しい」「癌になっている」「失明する」「胸が痛い」など。眉間，鼻，胸，喉，頭，胃など，心気的訴えの部位は転々と変化する。

【K大学病院の処方】
① トリヘキシフェニジル（2mg）　　6T　　分3
　　ビペリデン（1mg）　　　　　　6T
　　クロナゼパム（0.5mg）　　　　3T

	クロカプラミン（25 mg）	6T	
	スルピリド（100 mg）	3T	
②	レボメプロマジン（25 mg）	2T	分1（夕）
③	レボメプロマジン（25 mg）	1T	分1（就床前）
	フルニトラゼパム（2 mg）	1T	

他，緩下剤，排尿困難治療薬。

【当院入院後の治療経過】

● 25歳時2月5日

　PICU病棟に入院。心気妄想は分裂病の症状として難治性との印象を受けた。足踏みはアカシジア症状であり，嚥下障害も遅発性錐体外路症状としての可能性が高く，抗コリン薬の過量投与により排尿困難や活動性の低下を生じている可能性もあると考えた。このため，遅発性錐体外路症状の治療と抗精神病薬の段階的減量を以下のように行った。

処方

①	スルピリド（200 mg）	6T	分3
	トリヘキシフェニジル（2 mg）	3T	
②	レボメプロマジン（50 mg）	1T	分1（就床前）
	ブロチゾラム（0.25 mg）	1T	

● 2月8日

処方

①	スルピリド（200 mg）	4T	分2
	トリヘキシフェニジル（2 mg）	2T	
	クロニジン（0.07 mg）	2T	
②	レボメプロマジン（50 mg）	1T	分1（就床前）
	ブロチゾラム（0.25 mg）	1T	
	ニトラゼパム（10 mg）	1T	

●2月13日

```
処方
① クロニジン（0.07mg）      2T   分2
  クロナゼパム（0.5mg）      4T
② スルピリド（200mg）       2T   分1（就床前）
  レボメプロマジン（50mg）   1T
  ブロチゾラム（0.25mg）     1T
  ニトラゼパム（10mg）       1T
```

減薬後も症状は安定している。

●2月17日

PICU病棟より個室開放病棟へ転棟。

●2月21日

「目の前が真っ暗になる感じがする」と訴え，血圧も88/60と低血圧を示したため，クロニジンを除去した。次第に表情も豊かに明るくなり活動的になったが，アカシジア症状は消失せず，プロラクチン80.8 ng/mlと，中枢ドパミン遮断状態が強いと推測されるため，ドパミン遮断作用の強いスルピリドをプロペリシアジンに置換した。

```
処方
① クロナゼパム（0.5mg）       4T   分2
② プロペリシアジン（25mg）    1T   分1（就床前）
  レボメプロマジン（50mg）    1T
  ブロチゾラム（0.25mg）      1T
  ニトラゼパム（10mg）        1T
  トリヘキシフェニジル（2mg）  1T
```

●3月4日

以後，アカシジアは次第に軽快し，4月30日以後は完全に消失した。
以下に，4月末の看護要約を記す。

#2 気分転換活動の不足

S/O：他患者との交流も広がり，行動も活発化してきた。表情も明るくなり，自室にこもっていることも少ない。他患者との交流が広がってきたが，それにつれて，

女性患者に密着したり，男性患者におごったりおごられたりの問題行動も認められる。心気的訴えも減少はしてきているが，依然として妄想的確信が強い。心気的訴えに基づく活動性の低下はない。OTには毎日参加している。

　　A：友人もでき，気分転換はできる。好褥傾向は改善されているが，心気的訴えは強い。

　　P：心気的訴えについて，一旦受容し，安心感がもたれる返事を返す。ナースからは問わない。

　　　　　　　　　◻　　　　　◻　　　　　◻

● 5月13日

髪をブリーチし，金髪にしている。「胸がしんどいです」「やっぱり癌ではないかと思います」「体中がこって死にそうです」「なんとか生きています」と訴える。＜恋はどうなったの？＞と問うと，「自然消滅しました」と答える。薬物による倦怠感をできるだけ少なくする目的で，プロペリシアジンをスルピリドに置換した。

```
処 方
① クロナゼパム（0.5mg）      4T   分2
② スルピリド（200mg）         1T   分1（就床前）
  レボメプロマジン（25mg）   1T
  プロチゾラム（0.25mg）     1T
  ニトラゼパム（10mg）       1T
```

以後も，「胸苦しい，酸素が少ないんです，宇宙にいる状態です」「深呼吸すると痛いです」「胸部レントゲンを撮ってほしい，採血してほしい」などとナースに訴えている。

● 5月22日

SSTで外来患者と一般会話を行い，「昨夜うれしいことがあった。21時30分にナースが回ってきたとき，はじめて『変わりないです』と答えた。いつもは肺がおかしかったり胃がおかしかったりするけど，昨夜はなんともなかった」とうれしそうにスムーズに会話した。5月24日，父に退院したいと電話を入れる。

● 5月26日

「6月10日に親が来る」「良くなったと思うので退院して働きたい」＜肺

癌は大丈夫？＞と問うと，「なくなったと思う」と答える。「退院して徐々に社会復帰したいと思う」とハキハキ話す。以後，心気的訴えは全くなくなり，6月11日，退院に至った。

【現在の社会的適応状態】

退院後，しばらくは自宅から精神障害者共同作業所に通所。その後，母親が乳癌で死亡したためもあり，長兄と二人でアパート生活中で，28歳独身。スーパーの店員や飲食店などでアルバイトをしている。

【ポイント】

当院受診時は強い遺伝負因，頑固な心気妄想を認め，好褥状態が終日持続していることから，難治性の分裂病と考えられた。また抗コリン薬の過量投与など不適切な薬物療法が行われ，遅発性錐体外路症状を認めた。このため抗精神病薬を減量し，クロナゼパム，クロニジンを使用し，一時的に主剤をスルピリドからプロペリシアジンに置換するなどの薬物調整をすることで，遅発性アカシジアは完全に消失し，活動性や対人交流も活発化した。以後も心気妄想は持続したが，5月21日の夜の看護回診時に偶然か体調が良く，翌日のSST場面でそのことを話したため，自己洞察ができたのか，以後頑固な心気妄想が完全に消失した。

この症例では，抗精神病薬の大量投与が有効ではなく，適切な少量の抗精神病薬とリハビリ，個室開放病棟や看護スタッフや入院・外来患者との交友などの相互作用が総合的に寛解過程に貢献したものと考えられた。

症例16 Y男：初診時21歳（数え年）。26歳時，退院後外来で安定。27歳時までフォロー。

興奮が激しく，閉鎖病棟で大量多剤併用が長期間続けられ，前主治医からは不治と言われて当院に転入院に至る。当院では個室開放病棟での入院とし，薬剤を単純化。その後，抗躁薬である炭酸リチウムを併用し抗精神病薬を減量。6カ月の入院期間中に自動車免許を取得し，寛解状態で退院。

【発病前状況】

3人兄弟の長男。採石会社社長の長男であり，周囲からチヤホヤされて育つ。明るく茶目っ気があり，小学校時代はスポーツ少年団で野球をしていた。

【発病状況と当院に転入院までの状況】

高校卒業後1年浪人し，国立大学の工学部に入学。21歳4月5日夕，友人と大量飲酒した翌朝に幻聴が出現。パジャマ姿で外出して，「うちは被差別部落か」などと言い，不穏状態を呈する。4月7日，S国立大学病院初診入院に至る。

以下は，前主治医よりの紹介状の要約である。

　　高卒後一浪し大学工学部に合格したが，友人と多量飲酒後に幻覚妄想を生じ，S大学病院精神科に10カ月入院（22歳時2月17日まで）。当初モサプラミン150mgで治療開始。「隠しカメラで見られている」「テレビの人が自分をばかと言っている」などの発言あり。ブロムペリドール6mgにて悪性症候群が出現。ハロペリドール13mgで幻聴は消失。軽快後は疎通性不良だった。22歳時4月に復学し，当院で外来通院。人格水準の低下があり，単位はほとんどとれなかった。外来にてハロマンスおよび就前薬の投与を続けていたが，過眠あり，少し減薬した後，再び興奮状態が生じ，5月26日に隔離室に入院。症状が激しく，悪性症候群の既往もあり，電気ショック療法5回施行したが効果はわずかで，抗精神病薬の増量を行った。抗精神病薬は最大でハロペリドール33mg，レボメプロマジン750mg，スルトプリド1200mg，リスペリドン18mgまで使用（クロルプロマジン等価換算4800mg）。UFO，幽霊が見えるなど，現実と妄想が入り混じった状態から次第に疎通困難度が増し，攻撃的口調がしばしば。現実認識に欠け，隔離長期，薬物大量投与となった。以後，開放病棟に出ることが困難なまま現在に至る。病棟では他患とのトラブルや暴力もあり，要求が通らないと怒りだし，「死刑だ」などと言う。診察時も「開放病棟に行きたい」「転院したい」と毎回訴え，期待した返事が得られないと怒りだし，興奮

して大声を出したりドクターに掴みかかろうとする場合もある。本人や家族の希望で，学生時代から引き続き借りていたアパートへ月に3～4回外泊するが，外泊中は大きな問題なく過ごせていた。

前主治医と電話で連絡をとり合い，個室開放病棟へ適応可能かもしれないとの判断で，同院2年5カ月間入院後の26歳時10月25日，当院個室開放病棟に転入院に至る。

前医よりの処方（向精神薬のみ）は以下のとおり。

① ハロペリドール　　　24　mg　　分4
　　リスペリドン　　　　10　mg
　　スルトプリド　　　700　mg
　　レボメプロマジン　600　mg
　　ビペリデン　　　　　6　mg
　　クロナゼパム　　　1.5　mg
② レボメプロマジン　200　mg　　分1（就床前）
　　リスペリドン　　　　6　mg
　　スルトプリド　　　400　mg
　　フルニトラゼパム　　4　mg
③ フエノバルビタール　70　mg　　分3
　　ジアゼパム　　　　　3　mg

抗精神病薬4種，抗コリン薬1種，その他4種の計9種。クロルプロマジン等価換算量4150 mgという大量であった。

【当院での治療経過】

当院では情動安定作用の強い以下の処方とし，個室開放病棟に入院とした。

クロルプロマジン換算は1002 mgとなり一気に1/4量に減量した。

● 26歳時10月25日

＜今の薬はどうか＞と問うと「訛った英語で歌っていた」「いたって健康で治すところは何もない」「睡眠も8時間とれた」と言う。以後，言動はまとまらないが開放病棟になんとか適応していた。

> **処方**
> ① プロペリシアジン　　　　150 mg
> 　　トリヘキシフェニジル　　　6 mg
> ② レボメプロマジン　　　　100 mg
> 　　ゾテピン　　　　　　　　100 mg
> 　　ニトラゼパム　　　　　　 20 mg

● 11月2日

　ナース，PSW，OTを交えた新患ミーティングでは，主治医の治療方針としては，「大量の抗精神病薬で治療されていたが，かつて悪性症候群の既往もあるし，構音障害も目立ち抗精神病薬の脆弱性が想定されるため，悪化を覚悟で減薬する。抗精神病薬の代わりには炭酸リチウムを使用し，悪化すればPICU病棟へ転棟させ，個室開放とPICU病棟を行き来させながら治療していく」「将来的にはSSTに導入するが，まずは運動的活動を中心のOTをするように」「入院の期限を家族と相談のうえ決め，家庭よりデイケア通所できるようにするのを治療目標とする」を示した。

　看護サイドは「社会的相互作用」に焦点を当てた看護計画を立案することとした。

● 11月9日

　相変わらず多弁で軽躁状態であるため，プロペリシアジンを100 mgに減量し，炭酸リチウム（抗躁薬）800 mgを加えた。

　当夜，消灯後も大声で話し続け，他患に「うるさい」と怒鳴られたことに立腹し相手の顔面を叩き，当直医の診察を受け，隔離室に転棟となる。

　翌日，殴られた相手の患者は相撲の国体選手で，以前看護士を張り倒し，病院中がパニックになった怖い人なので，絶対向かっていってはだめだと言うと，「怖い，怖い，もう絶対せん」と言う。

　またプロペリシアジンはさほど有効でなかったと判断し，主剤をスルピリドとした。

```
処方
① スルピリド（200mg）        6T    分2
  炭酸リチウム（200mg）      4T
  トリヘキシフェニジル（2mg） 2T
② レボメプロマジン（50mg）   2T    分1（就床前）
  ゾテピン（50mg）            2T
  ニトラゼパム（10mg）        2T
```

● 11月10日

隔離室には7日間おり，再び個室開放病棟に転棟となった。リチウム追加1週後には血中濃度は治療域となる。11月18日頃より，次第に言動がまとまってくる。

● 11月19日

母親の面接があり，治療ゴールについて話し合う。母親は「本人から電気カミソリの充電コードをもってきてほしいと電話があったが，うまく応対するので父親がびっくりしていた」と話す。また主治医からは「短期間で退院したいとの本人の訴えも強く，症状も改善傾向にあるため，具体的ななんらかの目標を与え，それをクリアした時点で退院し，デイケアなどに通うことはどうか」と話し，「まだ自動車免許は未取得であるため，病院から自動車学校に通うこと」を提案しておいた。

● 11月24日

手首が震えて字が書きにくいと訴え，手指振戦，上下肢にミオクローヌスを認めた。遅発性錐体外路症状と診断し，同日よりクロニジン（0.075mg）2T（分2）を追加処方した。

以後，OT活動としてのスポーツやSSTを通じ，次第に現実感が出現し，「UFOなど全くないです」と言う。

しかし遅発性錐体外路症状はほとんど不変であるため，抗コリン薬を除去した。

● 12月13日

```
┌─ 処方 ──────────────────────────────────┐
│  ①  スルピリド（200 mg）        4T    分 2        │
│     炭酸リチウム（200 mg）       4T              │
│     クロナゼパム（0.5 mg）       6T              │
│     クロニジン（0.075 mg）       2T              │
│  ②  レボメプロマジン（50 mg）    2T    分 1（就床前）│
│     ゾテピン（50 mg）           2T              │
│     ニトラゼパム（10 mg）        2T              │
└──────────────────────────────────────┘
```

以後，睡眠状態を確認しつつ，レボメプロマジン，ゾテピンを徐々に減薬した。

自動車学校については，入校4日目の12月17日に，自分には無理だと言うため，とりあえず学校を休むように言い，家に連絡する。このときのナース，本人，母親との電話のやりとりについて，看護記録より記す。

　　　　　🀫　　　　　🀫　　　　　🀫

　　ナースは，「①技能面の取得が自分には困難，②送迎バス停まで時間がかかると言っている」と母親に伝える。母親は「まだ入校して4日目なので，やめるのは惜しい。一時休校ではどうだろうか。次回の面会時にゆっくり話し合いたい」とナースに伝えた。4日間通学して疲れた。①②の理由に加えて，③朝早く起きること，④自分の自由時間が減ること，も理由であった。母から「ウサギとカメのウサギにならなくていい。カメでいいんじゃないか」と言われ，「自分は免許をとろうとあせっていた」「そうだね，カメでいいね。ゆっくりでもやってみるわ」と，継続することを意志表示する。電話後，ナースも「私も，ウサギよりカメほうが好きだな！　応援するね」と言うと，涙ぐみ，「やってみます。でも明日は休もうと思う」と言い，その旨を学校に自分で電話を入れる。バス停までの通学はPSWが自転車を用意し解決した。

　　　　　🀫　　　　　🀫　　　　　🀫

以後まじめに通学するが，ステップアップに時間がかかり，入院中の友人が次々退院するため自信を失い落ち込みがちとなる。

● 27歳時1月6日

レボメプロマジン，ゾテピンは完全除去。

```
┌─ 処方 ─────────────────────────────────────┐
│  ①  炭酸リチウム (200mg)      4T    分2         │
│      クロナゼパム (0.5mg)     4T                │
│      クロニジン (0.075mg)     2T                │
│  ②  スルピリド (200mg)        3T    分1（就床前）│
│      ニトラゼパム (10mg)      2T                │
└────────────────────────────────────────────┘
```

● 3月30日

　診察時,「足が震えるのでアクセルがうまく踏めないことがある」「なかなか次のステップに進めない」と悩みを訴えるため, 病院のグランドで, 車の助手席に同乗し, 運転技術のチェックを行う。アクセル操作に関しては, 確かに下肢のミオクローヌスのためか時々変則的な加速を行うため, かかとを床にしっかりつけるようにアドバイスすると, スムーズなアクセル操作が可能となる。その他いくつか注意点を指摘し, 全体的には十分な運転技術を身につけていると褒めた。

　薬物に関しては, 1月初旬には陽性症状は完全に消失したが, 遅発性錐体外路症状が一番の問題であった。

● 1月18日

　スルピリドをプロペリシアジン50mgに置換した。しかし, 手指振戦はむしろ増悪した。

● 1月25日

　チオリダジン100mgに置換。

● 3月7日

　チオリダジンを50mgとした。

● 3月9日

　午前中, 身体がだるいと訴え, 血圧89/51mm/Hg, 脈拍48/分であり, 心電図でも著明な洞性徐脈(37/分)を認めた。その後60/分に回復したが, クロニジンを中止する。

● 3月15日

　チオリダジンをスルピリド(200mg) 2 Tに置換した。以後も薬物の微調整を行った。

●4月25日

退院時処方は以下のとおり。

```
┌─ 処 方 ─────────────────────────────┐
│  ①  炭酸リチウム      800mg    分2        │
│     クロナゼパム       2mg                │
│  ②  レボメプロマジン   25mg    分1（就床前）│
│     ニトラゼパム      10mg                │
└───────────────────────────────────┘
```

クロルプロマジン等価換算値は25mgであり，当院入院前処方の1/166である。錐体外路症状としては軽度の手指振戦が残った。長期入院のハンディキャップからか免許取得までには4カ月間を要したが，前主治医からは不治と言われた26歳の分裂病者は，寛解状態で退院に至った。

【現在の社会的適応状態】
　父親の会社の正社員となり，コンピュータを扱い事務作業に従事。27歳独身。地元のクリニックに通院中。

【ポイント】
　初発時の大学病院の入院10カ月，再発時は2年5カ月入院し，未治のまま転院となった症例がわずか2カ月余りでほぼ寛解状態に至った第1のポイントは，やはり薬物療法に求めざるをえまい。再発時の薬物療法の詳細は不明であるが，紹介状によれば少しの減薬で興奮状態を生じたとある。当院転院時のクロルプロマジン等価換算1/4用量への減薬は鎮静作用の違いで説明するとしても，その後の段階的減薬により最終的には1/166もの減薬が成功したのは，炭酸リチウムの併用療法が有効であったためと考えられよう。第2には，早期に運転免許取得という適切な治療ゴールの設定をしたことであろう。第3に，このゴールに向かって医療チームと家族が一体となってくじけがちな本人をサポートしたことと思われる。
　要約すれば，不適切な薬物療法（大量・多剤併用）と治療環境（閉鎖病棟）により難治化し，逆の治療操作で改善したといえる。最初から適切な薬物療法と良好な治療環境で治療されていれば，復学も可能であったので

はなかろうか。

表I-2に前病院の治療と当院の治療の比較を掲げた。

表I-2 治療成功の要因

	前病院	当院
薬物療法	大量多剤併用	主剤の切り替え 炭酸リチウムの併用 覚醒水準の低下に対応した減薬
治療環境	隔離，閉鎖病棟	個室開放病棟
リハビリテーション	下宿への外泊	初期：バスケットなど本人の好む運動 中後期：SST，柔道，自動車学校
治療目標	精神症状の安定	運転免許取得という具体的な治療目標を掲げ，医療チームと家族が一体となって，くじけがちな本人をサポート

第Ⅱ部

分裂病治癒への治療の実際

1章 分裂病仮説について

1 分裂病仮説

分裂病とはどのような病気であろうか。表II-1に分裂病概念仮説を示した。現在までのところ、どのような原因で、脳内のどこが障害されて、どのような症状を起こすのが分裂病だ、という決定的証拠は証明されておらず、いずれの説も仮説にとどまっている。

ここでは、分裂病仮説を羅列するのが目的ではなく、第I部で示した分裂病が治癒しうる病気であることをできるだけ理論的に説明可能な仮説、

表II-1 分裂病概念仮説

A 成因仮説	B 病態仮説
1 生物学的モデル 　遺伝仮説 　体質仮説 2 環境因モデル 　心因仮説 　性格因仮説 　家族因仮説 　社会共謀仮説 　社会因仮説 3 統合モデル 　行動論的仮説 　人間学的仮説 　単一精神病論的仮説 　心身症論的仮説（笠原、1976）	1 不可知なもの（古代） 2 痴呆状態（Kraepelin,E.） 3 精神の分裂（Bleuler,E.） 4 現実との生ける接触の喪失（Minkowski,E.） 5 社会的不適応により起こった反応（Meyer,A.） 6 安静時過覚醒（精神生理研究） 7 正常者の機能低下および幅の縮小（町山：行動特性研究） 8 脳内ドパミン系神経伝達の異常

　分裂病の成因は、笠原によると生物学的モデル・環境因モデル・統合モデルの3つのモデルがあるが、ごく単純化すると遺伝（素質）と環境の相互作用が発病の病因（原因）となる。病態仮説に関しては、著者が過去から現在まで順次代表的な仮説を列記した。過去は分裂病者の示す症状から病態を規定した仮説が提唱されているが、近年は神経科学の発展により、次第に分裂病の示す脳内過程を反映する、より本質的な仮説に変化してきている。

または分裂病のリハビリテーションに理論的な根拠を与えそれを発展させるのに役立つ仮説，について述べてみる。

成因仮説に関しては単純化すれば，遺伝と環境（胎児期も含む）の相互作用により発症するが，遺伝負因の強いものから環境因の強いものまでさまざまあるといえよう。

病態仮説に関しては，精神分裂病の病名の由来である思考障害（支離滅裂，妄想など）を主とする精神障害と考えられている（躁うつ病は感情障害を主症状とする）。また分裂病の脳内過程としては，ドパミン仮説が最も有力な仮説となりつつあるので，「ドパミンによりなぜ思考障害が生じるのか」と「思考障害が抗精神病薬でどうして消失するのか」について述べてみる。

2 思考障害とドパミン神経系フィルター仮説

最初に精神分裂病の治療薬となったクロルプロマジンが分裂病に劇的に効くことがわかって以来，抗精神病薬が脳のどの部位に作用して効果を発揮するのかが盛んに研究されてきた。それとともに，覚醒剤であるアンフェタミン（ヒロポン）を連用すると，アンフェタミンを連用していないときでも分裂病と同様な幻覚妄想状態を引き起こすこともわかってきた。これらの薬物の脳における作用機序の研究を通じ，脳内ドパミンの作用を阻害する薬物は分裂病の治療薬であり，逆に脳内ドパミンの作用が過剰となると分裂病様症状が出現することから，この物質が分裂病と深く関わっていると考えられるようになってきた。

ところで，生体にとってのドパミンの役割は何であろうか。ドパミンは大脳基底核の最も重要な神経伝達物質の1つである。この伝達物質は種々の合目（目標指向）的行動の開始に関わっており，同時に注意や動機づけにも関与している。ドパミンは人間の創造性に本質的に関わりをもつ神経伝達物質であると考えられる。

しかしながら，ドパミン受容体の刺激が強くなりすぎると思考は乱れ，まとまりのない行動が出現する。つまり精神症状が出現する。この精神分裂病の「ドパミン仮説」[4]は図Ⅱ-1に示した。すべての感覚刺激は視床を経

図II-1 大脳皮質への感覚刺激の流れが制御されていることを示す仮説

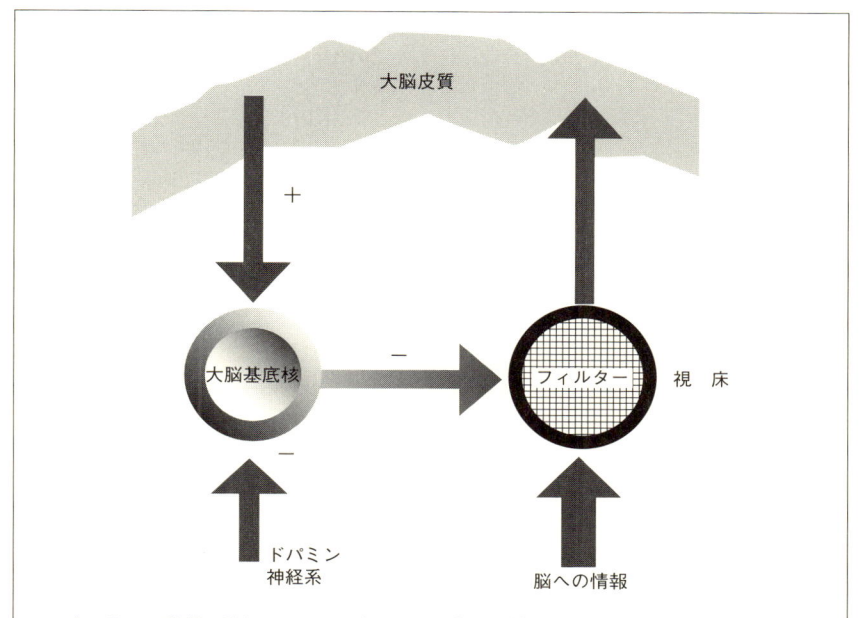

もし脳への情報の流れがあまりにも強いと,大脳皮質の統合能が脅かされる。それを防ぐために,視床にあるフィルターが大脳皮質から大脳基底核への神経通報によって閉じる。このフィルターは間接的にドパミン神経系によりコントロールされている。

carlsson[4]の図を改変

由してそれぞれの大脳皮質に投射されるが,ドパミン神経系のコントロールにより大脳基底核を中継し,視床が感覚情報のフィルターの役割を果たすという仮説である。すなわち抗精神病薬の投与により,過剰な感覚情報が遮断され精神症状が消失すると考えられている。このドパミン神経系フィルター仮説に基づく実証的研究も行われており,肯定的結果が報告されている[16]。

ここで強調しておきたいことは,脳内ドパミンの役割は太陽光線のように動物の行動にとって必要不可欠な重要な物質であるが,これが過剰であるとまぶしいため,サングラス(抗精神病薬)を必要とするのである。抗精神病薬は幻覚や妄想などの個々の精神症状に直接的に働くものではなく,外界から大脳皮質に投射される感覚刺激を弱め,生体に休息をもたらす。

この過量投与によるドパミン神経活動の減弱は，むしろ意欲や活動性の低下を引き起こし，薬原性の陰性症状を生じさせる。

3 適応障害とドパミン神経系

次に，どうしてドパミン神経伝達の過剰が生じるのかについて，著者の仮説を紹介してみよう。図Ⅱ-2は著者が考えた精神分裂病の発症機構を示した。

著者は，分裂病の思考障害はマイヤーの主張するように社会的不適応により起こった反応として考え，これを動物実験で証明しようとした。厳しい生存競争社会に適応して生きていくためには，人は頭（知能）だけではなくバイタリティーや対人的な対処能力が要求される。おそらくこのような社会適応能力は，幼児期からの長い時間をかけた人との交わりを通じて発達してくるものではなかろうか。

図Ⅱ-2　精神分裂病の環境因的発症機構

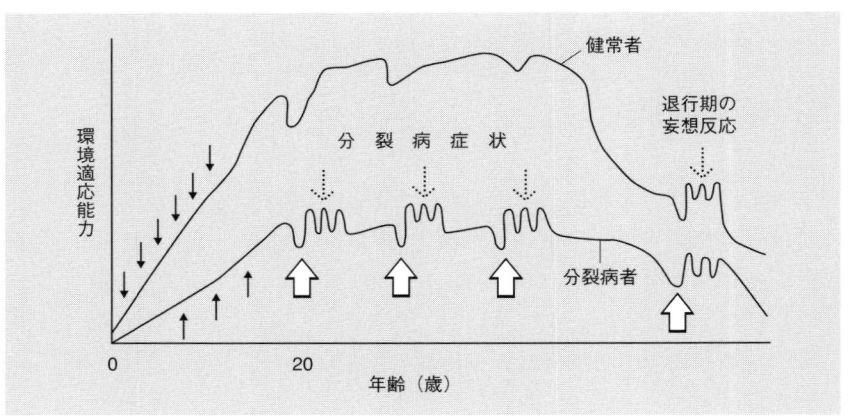

細い矢印は対人的環境刺激を，太い矢印は発症の誘因となる対人的ストレスを示す。対人的能力の未成熟な分裂病者は対人的ストレスに対処できず，分裂病症状でストレスに反応するため適応能力は向上しない。一方，対人的能力が成熟した健常者では，対人的ストレスで一時的には落ち込んでも，逆境をバネにさらに社会的適応能力を伸ばす。加齢により健常者の適応能力が落ちれば，ストレスにより健常者でも分裂病様症状が出現する。このような適応能力の違いは，後述するS-R curve（図Ⅱ-3）の違いにより生じ，このS-R curveの質的違いはドパミン神経系の機能異常により生じる。

しかし分裂病者では，これらの対人的能力の訓練不足により，思春期以後に必要となる異性とうまく付き合う能力とか，苦手の上司との渡り合い方など社会人としての適応能力に乏しい，ストレス脆弱性の高い，病前性格が形成される。そして思春期以後，失恋や仕事上の失敗など精神的外傷体験である発症因子（ストレス）にさらされた場合，生体はその状況を克服しようとドパミンの活動性を亢進させ，過剰な感覚刺激が大脳皮質に投射され，その結果，混乱状態に陥り，精神分裂病が発症するのではなかろうか。

4 ラットの隔離飼育実験と精神分裂病の動物モデル[28]

このような考えを実験的に証明しようと，ラットを離乳直後から1匹ずつ飼育する隔離飼育とグループ飼育による比較を行い，分裂病の動物モデルをつくる一連の実験を行った。

実験の概要

離乳直後から長期間隔離飼育したラットに40, 60, 70Vの刺激強度のフットショックを加え，その際の適応行動と考えられるジャンピング頻度を10分ごとに60分間まで測定したところ，隔離飼育ラットは群飼育ラットよりジャンピング頻度が著明に低下していた。このフットショック状況下では，両群ともノルアドレナリン代謝回転率は著明に増加していたが，両群間に有意差を認めなかった。クロルプロマジンは両群のジャンピングを用量依存的に抑制したが，抑制効果は隔離ラットのほうで強く認められた。メタンフェタミンは群飼育ラットのジャンピングを用量依存的に促進したが，隔離ラットではジャンピングはむしろ抑制され，死亡しやすかった。カテコールアミンニューロンを破壊し，その受容体過感受性を惹起する6-OHDAを脳室内投与されたラットとのジャンピング行動の類似性を比較した刺激反応曲線（S-R curve）の模式図を，図Ⅱ-3に示した。

ジャンピング行動を指標にすると，群飼育ラット，隔離飼育ラット，6-OHDA処理ラットの3者間でS-R curveがそれぞれ質的に異なっていると考

図II-3 刺激反応曲線（S-R curve）

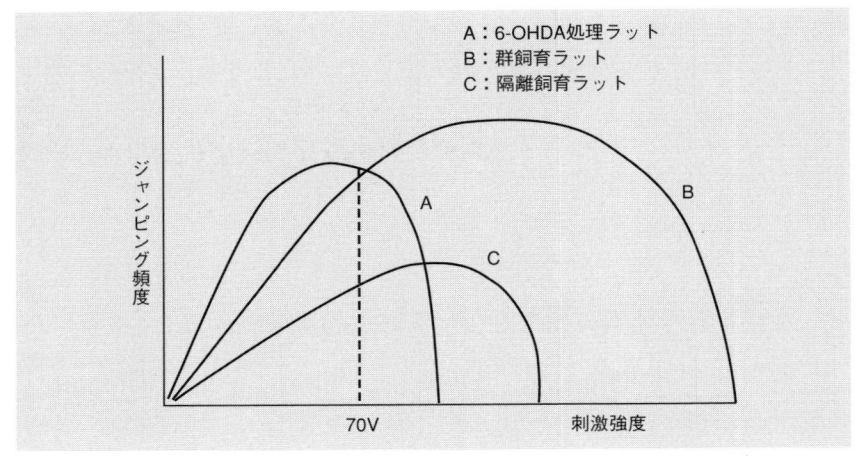

A：6-OHDA処理ラット
B：群飼育ラット
C：隔離飼育ラット

ジャンピング頻度

70V　　刺激強度

　70V以下の刺激強度のジャンピング頻度は実測値を，それ以上の刺激強度の場合はメタアンフェタミン投与下のジャンピング行動より推測して作成した。強大なストレス状況下での適応行動と考えられるジャンピング行動を指標にしたとき，曲線Cに示した隔離飼育ラットは，曲線Bの群飼育ラットに比べ，反応性は低く，しかも刺激強度に対応する反応性の幅が狭いことに特徴がある。曲線Aに示した6-OHDA処理ラットは，反応性の幅が狭くなっている点は隔離飼育ラットと類似しているが，70V以下の刺激に対する反応性は高い。隔離ラットのS-R curveの幅の縮小にはドパミン系を含むカテコールアミン作動性ニューロンの受容体過感受性が関与していると考えた。

えられた。強大なストレス状況下での適応行動と考えられるジャンピング行動を指標にしたとき，曲線Cに示した隔離飼育ラットは，曲線Bの群飼育ラットに比べ，反応性は低く，しかも刺激強度に対応する反応性の幅が狭いことに特徴がある。曲線Aに示した6-OHDA処理ラットは，反応性の幅が狭くなっている点は隔離飼育ラットと類似しているが，70V以下の刺激に対する反応性は群飼育ラットより高い。隔離ラットのS-R curveの幅の縮小にはドパミン系を含むカテコールアミン作動性ニューロンの受容体の過感受性が関与していると考えたが，反応性の低下には他の脳内機構が関与していると考えられた。その後の研究でも長期隔離により線条体のドパミン受容体数が増加することが示された[9]。

　表II-2には，隔離ラットと精神分裂病の類似点を示した。
　刺激反応曲線の質的違いで示したように，隔離ラットと精神分裂病には

1章 分裂病仮説について

表II-2 隔離ラットと精神分裂病の類似点

疾患＼病因病態	病因	行動病態	電気生理学的病態	生化学的病態
隔離ラット	○個別飼育（視触覚刺激の低下）	○弱刺激に過大反応 ○攻撃性 ○強大な刺激状況下での反応性は低く，刺激強度に対応する反応性の幅は狭い	？？(increased inner tension, Fiske and Maddi, 1961)	○脳内カテコールアミン作動性ニューロン受容体の過感受性関与の示唆
精神分裂病	○遺伝 ○環境	○攻撃性を含む異常行動 ○正常者の機能低下および幅の縮小として行動障害は考えうる（町山，1971）	安静時過覚醒	○脳内ドパミン作動性ニューロン受容体の過感受性関与が注目（Bowers, 1974 / Klawans, 1975）

　隔離ラットは個別飼育されるため，他のラットを見たりお互いに触れ合ったりする視触覚刺激の低下がその病因である。分裂病の場合，単純化していえば，遺伝と環境の相互作用がその病因である。

　ネズミに幻聴や妄想の有無を答えさせることはできないが，その行動を観察し，分裂病者の行動特性と比較することは可能である。隔離ラットを扱うときはそっとつかまないと大変で，一旦つかみ損ねると大暴れする。また隔離ラットのケージにマウス（ハツカネズミ）を入れると，噛み殺してしまうような攻撃性が生じる。著者が発見したジャンピング行動を指標にすると，刺激反応曲線が小さくなっており，分裂病でも，町山により同様な行動特性が報告されている。

　脳波などを用いた電気生理的研究により，分裂病は安静時の過覚醒（通常人は安静時には緊張がとれ，ストレスが加わると緊張するが，分裂病では安静時も緊張がとれないこと）があることが知られており，隔離ラットでも内的緊張の高まりがあると指摘されている。脳内過程をより直接反映する生化学的変化として，著者は隔離ラットにドパミン系を含むカテコールアミン作動性ニューロンの受容体に過感受性が生じることを証明し，分裂病でも同様な生化学的病態にあることはほぼ定説化されてきている。このように比較すると，隔離ラットは分裂病の病因病態モデルといえる。

　行動病態上の類似性が認められ，この脳内過程として脳内ドパミン受容体過感受性の関与が想定されることから，隔離ラットは精神分裂病の病因病態モデルといえるのではなかろうか（厳密にいえば，分裂病脆弱性のモデル。分裂病モデルとは，これにストレス負荷したモデルを作成する必要があろう）。

　隔離ラットと同様，人間でも環境刺激の減弱によりドパミン受容体の増加

のような生物学的な脳内過程が生じ，脆弱性が形成される可能性があろう。

5　刺激－反応曲線（S-R curve）と分裂病の脆弱性

　従来，心理学の分野では，刺激－反応曲線の質的違いに関しては問題とされておらず，強力な鎮静作用をもつクロルプロマジンが分裂病の行動の制止された昏迷状態や無為自閉状態を改善することの説明として逆Uモデルがよく知られている（図Ⅱ-4）。

　ラットの隔離実験で得られた質的なS-R curveの違いが分裂病者と健常者にあるとするなら，抗精神病薬で図Ⅱ-4のように覚醒水準を下げ，遂行度

図Ⅱ-4　逆Uモデル仮説

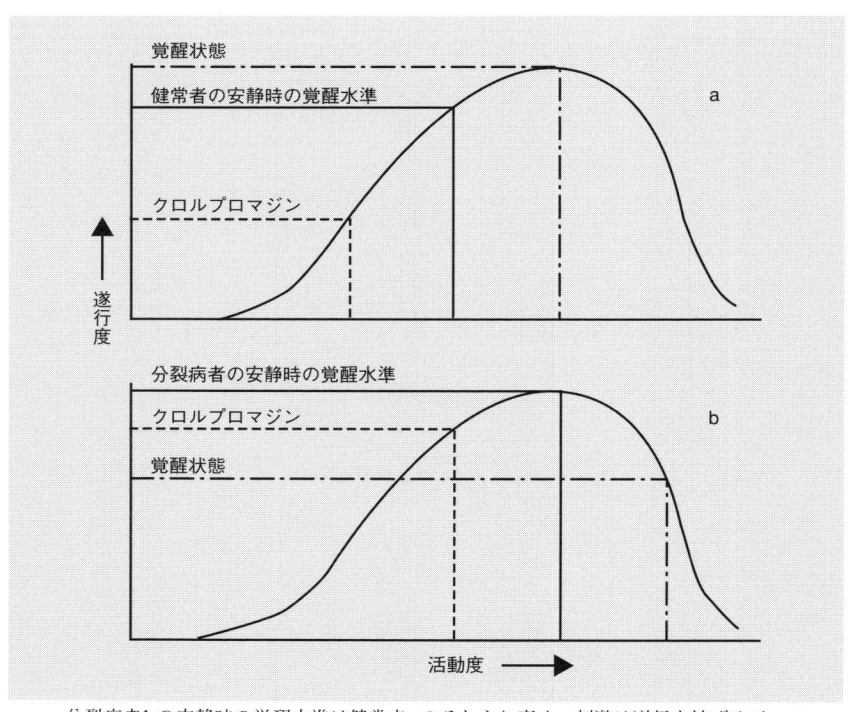

　分裂病者bの安静時の覚醒水準は健常者aのそれより高く，刺激は遂行を妨げるが，クロルプロマジンの投与はむしろ遂行の改善をもたらす。

を上げることは，症状を消失させるだけで本質的な治癒には至らないことがわかる。分裂病が治癒するというこは，S-R curveが健常者（群飼育ラット）と同じように大きくなることと考えられよう。

このS-R curveは，縦軸に復元力を，横軸に船の傾き（ヒールアングル）をとると，船の復原性曲線と極めて類似性が高いので，船を比喩に用いてS-R curveの質的違いを説明しておく（図Ⅱ-3）。群飼育ラットの曲線Bは復元性の極めて高い外洋ヨットの復元性曲線と同様である。隔離ラットの曲線Cは遊園地の池などに置いてある平水でも不安定な手こぎのボートのそれである。6-OHDA処理ラットの曲線Aは，河川で漁に用いる平底の川船のそれである。平底のため平水では安定しているが，波があると容易に転覆する。

分裂病者は必ずしも曲線Cの刺激反応曲線を呈するものではなく，Aの場合もあるかもしれない。人生を航海に例えれば，平水だけの人生であれば，手こぎのボートでも川船でも安全に航海できよう。しかし親の庇護下を脱する思春期以後の荒海の人生航路では，復元力が強い船でないと乗り切れないであろう。

6 分裂病の治癒と分裂病仮説

以上述べた仮説をもとに，大胆ではあるが分裂病の治癒について述べてみる。図Ⅱ-5に健常者と分裂病者の刺激反応曲線と治療についての模式図を示した。

図Ⅱ-5に示したように，生体はストレスにさらされた場合，危機的状況を克服しようとドパミンの活動性を亢進させ感覚刺激の大脳皮質への投射が増加するが，刺激反応曲線の小さい分裂病者は過覚醒状態に陥り，昏迷や錯乱状態など分裂病症状を呈する。抗精神病薬や休養により覚醒水準が低下し，症状が消失しても同様なストレスにさらされれば再発する。分裂病の治癒とは，リハビリテーションなどにより健常者の刺激反応曲線に近づき，脆弱性を減じ，復元力の高い状態となることではなかろうか。

このような考えに立てば，薬物療法により症状を消失させ，リハビリテーションによって復元力を高め，病気を克服できることを理論的に説明可能となるのではなかろうか。

図 II-5　健常者と分裂病者の刺激反応曲線と治療についての模式図

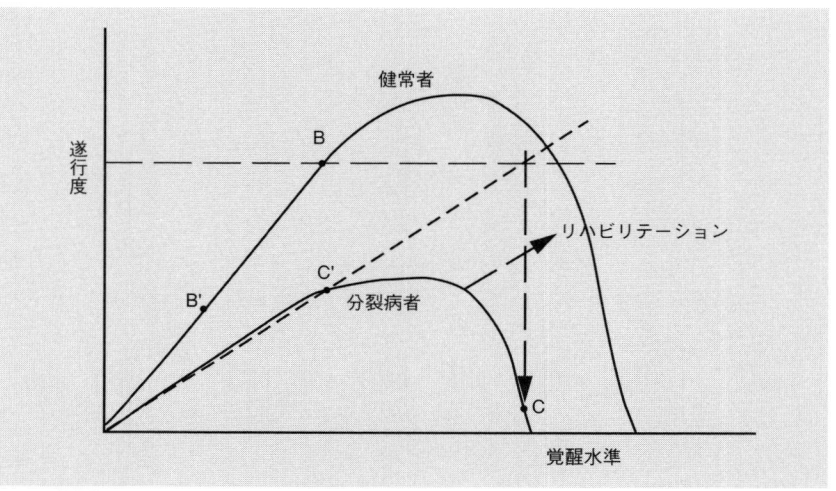

　破線部分で示したレベルの遂行度が必要なストレスに生体がさらされた場合，健常者は刺激反応曲線の直線部分で行動を遂行するため行動の破綻を起こさない（B）。刺激反応曲線の小さい分裂病者は逆U部分（C）で行動を遂行せざるをえなくなり，行動の破綻をきたし昏迷や錯乱状態を呈する。

　抗精神病薬と休養により，覚醒水準をCからC'に下げると，過覚醒状態を呈していた分裂病者の行動は正常化し，遂行度は上がる。抗精神病薬は健常者の覚醒水準を単純にBからB'に低下させ，その結果，遂行度は低下する。

　分裂病の治癒とは，リハビリテーションなどにより健常者の刺激反応曲線に近づき，脆弱性が減ずること。

2章　分裂病の治癒とは

　寛解とは，疾患の症状が一時的に鎮静することであり，それが自然寛解であっても治療による寛解であっても，しばしば再発が起こる疾患に対して用いられる。精神医学では従来，精神分裂病に治癒という言葉を使うことを避け，寛解という言葉を用いてきたが，分裂病を単一疾患とみる考え方や生物学的レベルの不治の病とみる疾病観には反論も多い。第Ⅰ部では分裂病の治癒の明確な定義は行わず，以下の例を治癒者として取り上げ症例の提示をした。
① 　断薬下での完全寛解者
② 　良好な社会適応者
③ 　長期（最低2年，最長15年）安定者
　ここでは歴史的視点を踏まえ，分裂病の治癒の定義を行ってみたい。

1　クレッペリンの治癒観

　未知の生物学的過程により最終的には荒廃状態に至る経過をとるとして早発性痴呆という疾患概念を樹立したクレッペリンは，分裂病の治癒をどのように考えていたのであろうか。クレッペリンのこれに対する考えと治療を彼の教科書の翻訳[22]を一部改訂抜粋して引用してみよう。

　　　　　　　　　　◘　　　　◘　　　　◘

　　寛解と不治
　　　非常に大きな意味があるのは，この病気の経過が，前にみたように，しばしば多少ともかなりの程度に症状が軽減することによって中断されるという事実で，この期間は数日，数週から数年，10年にまで達することがあるが，しかしその後新たに悪化して究極的な鈍化ととってかわるのである。プフェルスドルフは150例の15％において2〜10年間続く回復を確かめた。私自身は数カ月のものも含めて私

のみたものの26％において著しい回復をみた。このような回復は興奮状態で始まる形のもので一番しばしば期待され，妄想性の病気や単純性児戯性鈍化では殆ど全くみられないことはすでに述べた通りである。

　到達された回復の程度は個々の症例で非常に区々である。私がここで取り扱った患者は最終的には鈍化したものであるが，その中で127例は非常によく回復して，家庭に戻ることが可能になった程であった。更に8例は周期的経過を示したが，しばしば何回もこういう回復を示した。この8例においてはしかし中間期にはっきりした，次第に強くなる精神的な衰えがあり，これは大抵単純な感情的鈍さとかなり思考貧困という特性を帯び，時にはしかし軽い愉快な興奮や少しの妄覚と妄想を伴った。

　これら一時的回復を示した127例中54％は3年以内に再発しており，このように回復の大多数は3年以上は続かない。ここにあげた症例の中には患者が全く健康だと無条件にいえたものが16例あった。その持続期間は3例が1年まで，2例は2年まで，4例は3年まで，2例ずつ5年と6年まで，そして1例ずつ，4，7，20年間である。

　さらに別の7例では患者は「落ち着いている」「きちんとしている」「目立つところがない」としてあって，いずれも生計費を再び困難なくかせぐことができた。

　このほかの26例ではただ状態がずいぶんよくなったとのみいわれるもので，病気の症状が全く消えたのではなかった。

　マイヤーによると「緊張的症状」のある患者の20～25％がその運命を追跡すると非常に回復して，仕事に従事できるようになり，周囲の人に健康と思われた。

　他方においてアルブレトの報告によると，破瓜病の症例には本当の治癒は全くみられず，緊張病と妄想性痴呆ではこれに反して少数の治癒が起こった。

　ツエンデイヒはその調査の結果，早発性痴呆が確かである症例は一人も本当に完全に治ったとみられるのはないという見解に達した。ザブロッカは515例についての報告でやはりこの見解を受け継いだ。

　最後にしかし更に上に詳しく述べた病気の回復ののちにまた発病するものがあることを指摘しておく。治癒と同等の回復は何年も，10年以上も持続することがあるので，一見治った症例の転帰についての最終的な判断は非常に長い時がたったのちに始めて述べられるべきものであり，10～20年もたってからもいくつか訂正する覚悟をしていなければならない。今まで述べた調査の多数においては回復の開始以来経過した年月はあまり短くて，早発性痴呆の予後の最終的な様子の数をとても上げられない。マイヤーはもちろんかなり長くたってからの再発は新しい罹患だから治癒といってよいのだという立場を取っている。

　ここにかなり詳しく論じた困難性のため，今のところ早発性痴呆の治癒の見込み

に対する新たな数値をあげることをやめておきたいと思う。とにかく今日では一見治った症例のかなり大きな数値に対して，それは誤診であったとか，あるいは一時的な回復で，あとで再発が起こるのだという異論を確実に反ばくすることはできない。他方において早発性痴呆における完全な，持続的な治癒の可能性を初めから否定することも許されないであろう。私がみた症例のように一つの病的過程が29年間も鎮静しうるとすれば，全く全治に至ることもあり得よう。いずれにしても注意すべきことは，私の臨床的記述の基礎となっている転帰の不良な症例の中にでも，いくつかの形のものは3分の1において，のみならず観察したものの半数以上において著しい回復があるが，しかし早晩再発を来たしてしまうものだという経験をしているということである。

　非常に回復するものの頻度は他の報告でも，私のよりずっと大きいということは殆どないらしいので，私が取り出した予後不良の症例は全体として早発性痴呆というものの一般的性質をやはり示すのではないかと思わせるのである。広汎な，何十年もにわたる細心に行なわれた観察を重ねて更に調べれば，早発性痴呆の本当に完全な治癒は，もしあるにしても稀なものであるという，私にとっては確からしいと思える見解がどの位正しいかということが分かるにちがいない。

　　　　　□　　　　　□　　　　　□

　このようなクレッペリンの分裂病の治癒観の背景に当時どのような治療が行われていたかを知っておく必要があろう。

　　　　　□　　　　　□　　　　　□

治療
　我々は早発性痴呆の本当の原因を知らないので，その克服は今のところ考えられない。
　そして去勢，甲状腺部分摘出，前処理した山羊の血清による免疫，各臓器製剤の投与などの無効性について述べたあと，発病の予防について述べている。
　こういう性質のある児童では，我々は早発性痴呆の既往歴にこういう子供をよく見るのだが，予防手段を考えることもできよう。ことにこの病気が親や同胞にもすでに見られる場合にそうである。こういう事情のときに，起こりそうな病気の発病を予防できるかどうか我々は知らない。しかしいずれにしても強力に全般的な身体的発達を促進し，脳の働きの片寄った訓練を避けることが推奨されるのであって，とにかく，自然の条件の下に力強く成長する体は，柔弱や萎縮やドリル，ことに大都会の教育にさらされた子供よりも，危険を克服することができると考えられよう。

田舎で成長し，屋外にたくさん滞在し，身体の鍛練をし，授業は遅く始め，功名心のある目標をおかず，素朴な栄養法をとることは第一に考慮すべき観点であろう。マイヤーは早発性痴呆を主として異常な素質のある人間へ不都合な生活や教育の影響が働いたものと考えたが，上のようなやり方でこの病気の発生を防げると期待している。

　急性と亜急性に発症するものでは，事故や自殺を防ぐのに大抵病院に連れてくるのがよい。主なものは今のところただすでに存在する病気の症状を処置するしかなかろう。就床安静，見張り，睡眠と食事の世話がこの場合最も大切な必要なことである。興奮状態では持続浴が適当であるが，これを用いることはもちろんしばしば困難なことがあり，それは患者が浴槽に入ったままでおらず，なんども飛び出し，床に転がったりする。それでまずスルフォナールなどの麻酔剤で鎮静させて何時間か浴槽の中にいられるようにする。このやり方が非常に強い，長く続く興奮のためうまく行かないと，最も良い打開策は湯で湿らせた巻き包み法を用いることである。初めはちょっと抵抗するが患者は普通驚くほど速くこれに順応し，包んだものをしばりつけておく必要もなくなる。このやり方は重い場合には初め麻酔剤の授けを借りて，昼も夜も中断なしに続けるが，巻き包みは長くても2時間で解いて浴槽に移し，そこでじっとしていないならばまた1～2時間で巻き包みに戻る。このように計画的に巻き包みと入浴の交代を続けると，非常に重い興奮状態も何日かのうちに和らいで，単なる入浴治療が可能になり，初めのうちは一時的であっても，ベッドに静かに入っていることさえ可能になることもある。

　急性の障害が消褪するとすぐ，病気が損しなかったものをできるだけ保つことが肝要である。諸事情がある程度都合がよく，興奮状態や不潔や拒食などの重い現象が残っていないならば，家庭に戻ることが可能で，のみならず当を得たものである。ブロイラーは何かのコンプレックスの不都合な作用という彼の見解に基づくこともあって，早期の退院に対して「繭に閉じこもる」といけないからという。実際病院の他の病棟や以前の境遇に移すと時として驚くほど具合のいい作用を及ぼすことは確かである。今まで全く口をきかなかった，疎通性のなかった患者がもう家に帰る列車の中で知らない人と話しを始めたり，拒食をやめたり，家では直にまたもとの仕事に就くことがある。更に見のがせないのは，患者に自分からは何もしないで済む，よく考える必要もない，単調な病院生活の日々の経過は著しく庇護的ではあるが，同時に軟弱にし，理解力や感情や意志を高度に鈍くさせるような作用をするにちがいないということである。こういう配慮はもちろん，周囲の人に危険であるとか，全く頼りなくて慎重な看護を要するという懸念とは逆のことである。それでもかなり重い患者でも家庭では驚くほどうまくやっていくものがあり，退院させてみるのもそう心配する必要もない。

以上のような治療に成功した場合，回復し寛解に至ると述べている。

なお，いろいろな措置をしても寛解しない廃疾者や半廃疾者は一生を病院で過ごすが，このような患者に必要なのは仕事をすることであって，これのみが患者にまだ残っている能力をトレーニングによって保たせ，すっかり鈍感に陥ってしまうのを防ぐことができるのであると述べている。

2　分裂病の治癒とストレス脆弱性

1960～1970年代の欧米における脱施設化と地域医療の発展に伴い，抗精神病薬と心理社会的介入による再発予防研究が活発化した。このような情勢の中からズービン[52]は過程モデルに代わり，ストレス脆弱性モデルを提唱した。さらにこれを発展させたチオンピ[5]の「システム論的生物心理社会モデル」が広く受け入れられ，治療論の基本的理論となっている。

ズービンらは分裂病の成因として，生態学，発達，学習，遺伝，内部環境，神経生理の6領域の仮説を展望し，そのいずれも単一では脆弱性にはなりえず，それらの相互作用によって分裂病エピソードへの脆弱性が形成されるとした。さらにズービンは，脆弱性は分裂病エピソードをもつ人に固有のもので，健常人にもみられるものではない，脆弱性をもつ個体に十分なストレッサーが加わったときに分裂病エピソードが現れる，大半のエピソードは一過性に経過して回復する，回復しても，次のエピソードへの脆弱性が長期にわたって残る，としている。

このズービンやチオンピらの分裂病仮説は，未知の生物学的過程により慢性の精神荒廃状態をきたす永続性の疾患としたクレッペリンの説とは一線を画し，以後の分裂病に対する生物－心理－社会的研究に多大な影響を与えた。

さらにノヒタレイン[41]による新しいモデルでは，次の3要因があげられている。

① 　ライフイベントや高EEなどの心理社会的ストレス要因
② 　社会資源や対処行動などの保護的因子

③ 認知機能の障害，自律神経系の過活動，ドパミン作動系神経機能異常，分裂病型人格など，遺伝的あるいは非遺伝的な生物学的機能に規定される個人的な脆弱性

そしてこれらの3要因は，要因間または要因内で，それぞれに相互作用し合うという幅広い視点をもつモデルを提唱した。このモデルの特徴は以下のとおりである。

① ライフイベントや高EEなどの心理社会的ストレスが相互作用していることをモデル化したこと
② ソーシャルサポートや対処行動などの「保護的要因」，すなわち脆弱性に規定される発症の域値を引き上げる要因に注目し，モデルに組み込んだこと

このモデルにより，保護的要因と心理社会的ストレッサーがもつ相互作用的な脆弱性に対する影響がはじめてモデル化されたといえる。このモデルに基づいた実証的研究もいくつか行われ，肯定的結果が得られている[17,43]。

3　分裂病の治癒基準

このようなストレス脆弱性モデルの立場からは，保護的要因により分裂病者の脆弱性の域値を引き上げることにより治癒が起こりうると考えられよう。図Ⅱ-6に著者が抗精神病薬の2つの再発予防研究を行った際のプラセボの再発生存曲線[29,30]と，クレッペリンの教科書の記述より作成した再発生存曲線を示した。

抗精神病薬投与者は，服薬を中断しなければ長期間寛解状態を維持するが，投薬を中止すると1年以内の再発率は100％であり，抗精神病薬は明らかに脆弱性の域値を上昇させているといえる。一方クレッペリンの寛解者の1年以内の再発率は19％であり，薬物中断寛解者より長期間の寛解が持続しているのは驚異的ですらある。これは極めてまれにしか起こらない自然寛解者を対象としたためと思われるが，薬物療法による治癒の弱点の可能性も否定できない（これについては，第Ⅱ部3章「薬物療法」で詳細に述べる）。

抗精神病薬をプラセボに置換したときの再発率は，6カ月から2年間の

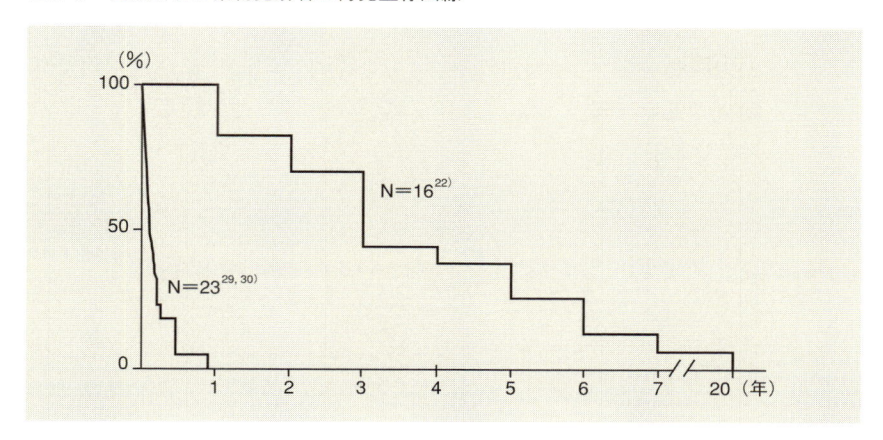

図II-6 自然および薬物寛解者の再発生存曲線[22,29,30]

追跡期間では18〜100％（1959〜1991年で34の研究報告があるが，本邦からの報告は著者らの報告のみである）で，1年間の追跡期間では平均65％と報告されている[18]。またデイビスは服薬中断後の再発率は一定であるとの仮説のもと，カフェイら（1964）の入院患者のデータでは毎月の再発率は15.7％，ホガテイとゴールドベルグ（1973）では10.7％と報告し，NIMHの服薬中断者（プラセボを使用しない）は8％と述べている[7]。このような再発率の違いは，主に再発の判定基準，病状の安定度，観察期間，外来や入院など患者のおかれた環境状況の違いによるものと考えられる。

いずれにしても，これらの研究は抗精神病薬の維持療法の有用性を証明するために行われたものであり，分裂病の治癒可能性は念頭におかれていないといえよう。

唯一，モルガンとチャドル[25]の報告は分裂病の治癒可能性についても一部言及されているので引用しておく。475名の入院慢性分裂病者に抗精神病薬の服薬が必要か否かの検討が行われ，74名が服薬不必要の対象者として選ばれ，服薬が中断された。69名は再発し，わずかに5名が服薬不必要者として判定された。5名中3名は極めて重度で継続入院中であるが，服薬してもしなくても症状は不変であった。他の男女の2名は退院し，極めて良好な状態をそれぞれ4年間，5年間維持した。男性は就労し，女性は就労年齢を越えていたため就労はしなかったが家庭生活を続けた。この報告

は慢性分裂病者の晩期寛解があることを示唆し，長期入院者であってもごく少数例（0.4％）に治癒が起こる可能性を示している。

以上述べた抗精神病薬の維持療法研究からの再発率と，新鮮例を積極的に断薬し治癒の基準を確立しようとする場合の再発率は，次のように観点をかなり異にする。

① 前者が維持療法の薬効のあることを証明すればよいのに対し，後者は薬効の消失する時期を証明する必要があること
② 薬効が消失しても脆弱性がどの程度残るかを推測する必要があること

現時点ではデータ不足のため，このような視点からの再発率の算定は困難であるが，大月ら[42]は諸報告を総括したうえで，断薬後2年以内に94～100％の再発が起こるとし，断薬後も2年間は通院，面接を行っていくことが望ましいとしている。また別の報告では，1～2年の間に70％近くの患者が再発するが，再発率はその後横ばい状態（leveling off）となる，といわれている[6]。

これらを勘案すると，断薬後の再発曲線はデイビスの主張とは異なり（デイビスの主張は1相：1次関数），3相からなるのではないかと想定している。図Ⅱ-7に再発曲線の模式図を示した。

すなわち著者の外来通院中の寛解分裂病者を対象としたデータからは，抗精神病薬の維持療法の効果は6カ月～1年以内に消失すると考えてもよかろう（急速再発相）。大月らの指摘のように，さらに2年間は発症ストレスを防御因子の増強で乗り越えられるか否かの時期であり，リスクはなお高いといわざるをえない（緩徐再発相）。以後発病時の種々の問題点をクリアし通常の社会生活を行い断薬時点から3年間再発が見られないならば，治癒と判定してもよいと考える（安定相：leveling off）。この安定相（治癒）の再発率は加齢とともに限りなく健常者に近づくのではないかと考えている（図Ⅱ-7）。癌の治癒の場合と同様，何年再発しなかったら治癒とするかの判定基準は極めて重要である。なぜなら分裂病は未知の生物的過程により必ず再発する不治の病として呪縛されて生きるのと，治癒し，またたとえ心理社会的ストレス要因が域値を越え発症しても，薬物療法を再開して脆弱性の域値を高めれば寛解し，再び服薬中断も可能な病として世間から

図II-7 断薬後の再発生存曲線

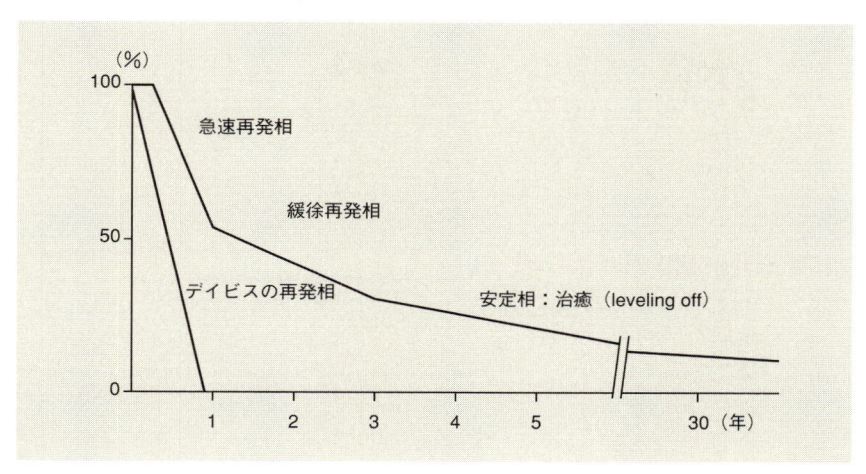

(グラフ: 縦軸 %, 横軸 年。急速再発相、緩徐再発相、デイビスの再発相、安定相:治癒 (leveling off))

認知もされ、呪縛から解放されて生きることができるのとは、大きな違いである。

なお、小林[21]は自治医科大学精神科への初回入院分裂病症例（DSM-IV診断による分裂病で、残遺状態を含め6カ月以上の症状持続症例）の平均13年の後方視的追跡研究により、ただ1回の精神病エピソードのみで完全寛解（治癒）する若年発症の亜型が存在する可能性があると報告している。しかし第I部の症例でも示したように、分裂病の治癒は発病早期から晩期寛解までさまざまなステージで起こりうるものと考え、薬物療法下の完全寛解者には常に退薬の可能性を探る必要があるのではなかろうか。

分裂病の治癒の基準として、以下を提唱しておく。

① 断薬下での完全寛解者
② 良好な社会適応者
③ 長期安定者（3年以上）

3章　薬物療法

　分裂病を治癒に導く最も重要な治療手段は薬物療法であるが，そのための特別な薬物療法があるわけではない。しかし，治癒の前段階としては，薬物療法下の寛解状態がある。初発，再発に限らず，分裂病性エピソードをできるだけ速やかに消失させ，寛解状態に導き，早期退院，早期社会復帰が可能となるような薬物治療を心がける必要がある。近年はさまざまな治療ガイドラインや薬物療法のアルゴリズムが発表され，膨大な数の成書も出版されているため，分裂病の治癒に至る薬物療法に的を絞った著者の治療指針を述べる。

　欧米のガイドラインは，ごく簡潔に述べるならば，単剤使用を原則とし，第一選択薬は新しい非定型抗精神病薬（リスペリドン，クエチアピン，オランザピン）であるとし，難治の場合はクロザピンを最終的に選択することを推奨している。このガイドラインの背景には，分裂病の完全治癒は前提としておらず，維持薬物療法が必要不可欠であり，分裂病者のQOLの向上と薬物のコンプライアンスを高めるため非定型抗精神病薬を使用すべきだとの思想がある。第Ⅰ部で提示した症例はほとんどこれらの薬物が発売前に治療終結しており，これらの薬物を使用した退薬方法の検討は今後の課題である。

1　急性期の導入治療

　表Ⅱ-3には，日本で使用可能な抗精神病薬の種類と薬理作用の比較を示した。抗精神病薬の薬理作用とその副作用はほぼこの表から予測可能である。表Ⅱ-4には，同薬の力価の比較と商品名を記した。新しい非定型抗精神病薬に関しては著者の使用経験により分類した。

表II-3　日本で使用可能な抗精神病薬の薬理作用の比較

クラス	臨床的特性	薬剤	D1	D2	D3	D4	D5	α1	5-HT2	H1	mACh	σ
I	催眠鎮静作用，自律神経遮断作用が強い。	クロルプロマジン	＋	＋	＋＋	＋	＋	＋＋	＋	＋＋	＋	＋＋
		レボメプロマジン	＋	＋	?	?	?	＋＋	＋	＋＋	＋	＋
		チオリダジン	＋	＋	＋＋	＋	＋	＋＋	＋	＋＋	＋＋	＋
		ゾテピン	＋	＋	?	?	?	＋＋	＋＋	＋	?	＋
II	異常体験抑止作用，錐体外路症状惹起作用がより強く，催眠鎮静作用は弱い。	プロペリシアジン	?	＋＋	?	?	?	＋＋＋	＋＋	±	＋	＋＋
		ペルフェナジン	＋	＋＋	?	?	?	＋	＋	±	±	＋＋
		フルフェナジン	＋＋	＋＋	?	＋	＋＋	＋	＋	±	±	＋＋
		ハロペリドール	±	＋＋	＋＋	＋＋	＋	＋	＋	±	±	＋＋＋
		ブロムペリドール	±	＋＋	?	?	?	＋	＋	±	±	＋＋＋
		スピペロン	±	＋＋＋	＋＋＋	＋＋＋	＋	＋	＋＋	±	±	＋
		チミペロン	±	＋＋	?	?	?	＋	＋＋	?	?	＋＋
		モペロン	?	＋＋	?	?	?	±	＋	±	±	＋＋＋
		リスペリドン	±	＋＋	＋	＋＋	＋	＋＋	＋＋＋	＋＋	±	±
		ペロスピロン	±	＋＋	＋	＋＋	＋	＋＋	＋＋＋	＋＋	±	＋
III	催眠鎮静作用，異常体験抑止作用はそれほど強くないが，賦活作用あり。	ピパンペロン	?	±	?	?	?	±	＋＋	±	±	＋＋
		スルピリド	±	＋	＋	＋	±	±	±	±	±	±
		スルトプリド	?	＋＋	?	?	?	±	±	?	±	＋
		ネモナプリド	±	＋＋＋	＋＋＋	＋＋＋	?	±	±	±	±	＋＋＋
		ピモジド	±	＋＋	＋＋	＋	＋	±	±	±	±	＋＋
		クロカプラミン	＋	＋＋	?	?	?	＋	＋＋	±	＋	＋＋
		モサプラミン	＋	＋＋＋	?	?	?	＋	＋＋	＋＋	±	＋＋
		オキシペルチン	?	±	?	?	?	±	±	±	±	±
		オランザピン	±	＋	?	＋	?	＋	＋＋	＋＋	＋＋	±
		クエチアピン	±	＋	?	±	?	＋	＋	＋＋	＋	±

　最近，分裂病の急性期を定型抗精神病薬の少量で治療するのは高用量と同様の効果があり，副作用が少なく有用だとの報告がある。これらの研究では，ハロペリドール2〜4 mg/日が治療開始の至適用量であり，初発例ではより少量が望ましいとされている。また生体で薬物によるD2受容体占有率を直接測定するPET研究により，線条体のD2占有率は50〜60％以上で治療効果が発現し，80％以上の占有率は錐体外路症状の出現頻度が上昇し，D2占有率50〜80％を"治療の窓"と仮定している。この占有率はハロペリドール2 mg/日で53〜74％（平均±SD＝67±7）の占有率が得られると報告されている[19]。著者らが外来寛解分裂病を対象に行った二重盲検試験の結果では，プロペリシアジンでは10〜30 mgに"治療の窓"が認められたが，ハロペリドールとチミペロン1〜6 mgとスルピリド100〜600 mgは用量依

表II-4　抗精神病薬の種類と等価換算（慶大式2001版）

クラス	臨床特性	一般名	商品名	
I	催眠鎮静作用，自律神経遮断作用が強い。	クロルプロマジン	ウィンタミン®，コントミン®	100
		レボメプロマジン	ソフトミン®，ヒルナミン®，レボトミン®	100
		チオリダジン	メレリル®	100
		ゾテピン	ロドピン®	66
II	異常体験抑止作用が強く，錐体外路症状が出現しやすく，催眠鎮静作用は比較的弱い。	プロペリシアジン	アパミン®，ニューレプチル®	20
		ペルフェナジン	トリオミン®，トリラホン®，ピーゼットシー®	10
		フルフェナジン	フルメジン®	2
		ハロペリドール	ケセラン®，セレネース®，ハロステン®，プロトポン®，リントン®	2
		ブロムペリドール	インプロメン®	2
		スピペロン	スピロピタン®	1
		チミペロン	トロペロン®	1.3
		モペロン	ルバトレン®	12.5
		ペラジン	プシトミン®	100
		リスペリドン	リスパダール®	1
		ペロスピロン	ルーラン®	8
III	催眠鎮静作用，異常体験抑止作用はあまり強くないが，賦活作用あり。	ピパンペロン	プロピタン®	200
		スルピリド	アビリット®，ドグマチール®，ミラドール®	200
		スルトプリド	バルネチール®	200
		ネモナプリド	エミレース®	4.5
		ピモジド	オーラップ®	4
		クロカプラミン	クロフェクトン®	40
		カルピプラミン	デフェクトン®	100
		プロクロルペラジン	ノバミン®，パソトミン®	15
		トリフロペラジン	トリフロペラジン®	5
		モサプラミン	クレミン®	33
		オキシペルチン	ホーリット®	80
		オランザピン	ジプレキサ®	2.5
		クエチアピン	セロクエル®	66

等価換算法：プロペリシアジン 60mg，ハロペリドール 10mgの処方をクロルプロマジン等価換算すると，(60mg×100/20)+(10mg×100/2)=800mgとなる。

存的に寛解日数を延長しており，これらの薬物の"治療の窓"はこれらの用量範囲を超えるものと推定された[33]。

　著者の考えによれば，多様な病像を呈する分裂病の急性期に少量療法にこだわのは無意味であり，急性期の高用量が減量されず漫然と維持量に移行することのほうが問題であろうと思われる。しかし症例1（p.4），症例3（p.18）に関しては，このような少量療法戦略が治癒状態を導いた可能性がある。

第Ⅰ部で具体的に述べた薬物療法の実際を一般化して述べてみよう。

　急性期の導入治療に際しては，疾患診断のみならず，精神運動興奮や幻覚妄想状態などの精神症状の状態像の診断が重要である。年齢，体重，体型，全身状態が考慮されるべきである。また患者本人の過去の薬歴や精神病の家族の薬歴も参考にされるべきである。

　以上の諸条件を勘案して，初期投与薬物の種類と用量を決定するが，抗精神病薬の主作用は抗ドパミン作用，抗α1作用に起因する抗精神病作用と催眠鎮静作用が主作用であるため，患者の現在の状態像から推察される覚醒水準を最も重要視して薬物の種類と用量を決定すべきである。

　20～40歳の男性で，体格もよく身体的合併症なく，全身状態良好で，激しい緊張病性興奮と攻撃性を呈する場合，レボメプロマジン（25 mg）1～2A筋注で初期投与（数日以内）し，同時にクラスⅠまたはⅡの薬剤を中～大量経口投与し，早期に鎮静を図るべきである。

　幻覚妄想状態を呈する20代の分裂病で，拒絶的で，拒食のため全身状態に問題がある場合，クラスⅡの薬剤を経口的に少～中等量より慎重に投与する。もし拒薬が認められれば，ハロペリドールなどの筋注を行う。筋肉または静脈内投与は悪性症候群発症のリスクが高まるので，全身状態不良の場合は特に慎重に行う。長期間拒食し，全身状態不良で悪性症候群のリスクが高いと思われる場合は，スルピリドの筋注のほうがより安全である。初発例の場合，回復後の病識の形成には薬物療法に対するインフォームドコンセントが重要であり，水薬による内密投薬は避けるべきである。

　次に，症例を提示して説明しよう。

　妄想に基づき祖母や書店で若い女性に暴力を振るい措置入院に至った初発の男性分裂病者は，母親が分裂病で，「母は薬でボケた」と言い拒薬した。この症例には根気よく薬物治療の必要性を説明し，入院10日目にやっとリスペリドン（2 mg）1 T/日の服用に成功した。翌日「薬を飲んでもどうもない」と言い，以後服薬を継続し，病識も出現し，3カ月で退院した。退院後も通院服薬を継続し，間もなく就労したが，この症例からも，初期の服薬体験の良否が予後を大きく左右することがうかがえる。

　無為，自閉，好辱傾向を示す分裂病で身体的に問題のない場合，クラスⅡまたはⅢの薬剤を少～中量試行錯誤的に使用してみる。スルピリドなど

のベンザマイド系が有効な場合もあるし、ハロペリドールなどのブチロフェノン系薬剤がむしろ有効な場合もある。

リスペリドン、オランザピン、クエチアピンなど新しい非定型抗精神病薬は、賦活効果または陰性症状改善効果が従来薬より強い。クエチアピンは従来薬や他の新しい非定型抗精神病薬に比べ賦活効果または陰性症状改善効果がより強いように思われるが、陽性症状悪化例も多い。

薬剤が大量であれば分2または分3投与が一般的であるが、少量であれば就床前1回投与でも支障はない。またベンゾジアゼピン系の睡眠誘導剤でコントロール不能な不眠があれば、レボメプロマジンなどのクラスIの薬物を併用投与する。

症例1～7の導入期に使用した抗精神病薬はプロペリシアジン、ハロペリドール、ブロムペリドール、レボメプロマジン、スルピリド、チオリダジン、ゾテピンの7種類の薬剤であり、クロルプロマジン等価換算で最大750mg使用していた。

2 回復期の治療

多くの分裂病では、急性期に大量投与を行っても、次第に鎮静し覚醒水準が低下してくると、眠気、ふらつき、構音障害などの行動毒性や錐体外路症状が出現してくる。標的症状の消失とこれらの副作用の程度を指標にして1～2週間ごとに徐々に減薬を行うと寛解状態に至る。また陽性症状や興奮は消失しても、情意鈍麻を残し、欠陥状態に至る場合もある。種々の試みにもかかわらず、標的症状は消失せず、急性期と同様の大量投与を継続せざるをえない場合もある。

著者の考えでは、初発例であれ再発例であれ、興奮症状はいずれ鎮静するものであり、幻覚妄想などの陽性症状と情意鈍麻などの陰性症状が回復期の主要な標的症状となる。このため、徐々にクラスIの薬物はクラスIIまたはクラスIIIの薬物に置換すべきである。これらの回復期の標的症状を種々薬物療法を工夫して消失させることは無意味ではないにしても、大量、多剤併用療法に陥りがちで、遅発性錐体外路症状のような副作用発現の弊害のほうが大きい。過度な攻撃性や希死念慮は別にして、薬物抵抗性の異

常体験や妄想は薬剤による完全消失を目指すより，精神療法やSSTなどのリハビリテーション，生活療法により症状受容的に導くほうが，慢性疾患である分裂病の長期間にわたるQOLを考慮すると有用である（症例12〜16参照）。

　分裂病の治癒を目指すには，この回復期の薬物減量と薬剤のスイッチが最も重要と思われる。米国精神医学会の精神分裂病治療の実際的ガイドラインに「ある種類の薬物の一定用量で症状の安定が得られれば，その薬物の同一用量を6カ月間は継続投与すべきである。早すぎる減量や薬物の中断は再発の危険性を増す」とあり，また多くの成書にも早すぎる減薬の危険性を指摘してある。しかし症例に示したように，著者の経験では標的症状の消失と行動毒性を指標に減薬を行うと症状の再燃はほとんど認められない。症状再燃を予防するには再発の前駆症状をいかにキャッチし，速やかに抗精神病薬の増量で対応するかが重要であり，不眠のコントロールが最も重要となる。症状安定が得られた高用量の薬剤を6カ月の長期にわたり継続投与されれば，病者の脳は薬剤に適応し，社会に適応できなくなるのではなかろうか。このような症例は本邦でもしばしば遭遇するし，ロサンゼルスの社会復帰施設ヴィレッジのヴァンフォーン会長も「病院に入れてしまうと薬でぐったりしてボケた状態で帰ってくる」と嘆いていた。これは早期減薬の必要性が認識されていないためと思われる。

　治療導入期から回復期まで新しい非定型抗精神病薬一本槍で治療し，薬物減量から退薬可能か否かの検討は今後の課題であるが，非定型抗精神病薬は行動毒性が現れにくいので，減薬のタイミングがつかみにくい印象がある。ただし，新しい非定型抗精神病薬一本槍の治療戦略をとるならば，症状安定後6カ月間減薬を行わなくても，「薬ボケ」の状態には陥りにくいであろう。

　症例1〜7の回復期の使用薬剤はスルピリド，レボメプロマジン，ブロムペリドール，リスペリドンの4種であった。

3　減薬から退薬へ

　米国精神医学会の精神分裂病治療の実際的ガイドラインでは「ある種類

の薬物の一定用量で症状の安定が得られれば，その薬物の同一用量を6カ月間は継続投与すべきである．早すぎる減量や薬物の中断は再発の危険性を増す．陽性症状の出現が一回だけの初発例で，一年間全く症状がなければ，服薬中断を試みてもよい．再発を繰り返す症例では最低5年間は服薬を継続すべきである」としている．この基準に照らし，初回エピソード例と再発例で症状安定時から断薬までの期間を表Ⅱ-5に示した．

表Ⅱ-5に示したように，慢性分裂病者の断薬とは異なり，発病後数年の分裂病者の場合の断薬は，たとえ再発例であっても，症例7 (p.52) 以外は症状安定から1年以内に断薬し，治癒状態に至っている．

これらの事実と症例10 (p.62)，11 (p.67) に示した断薬不能例の存在を考慮すると，分裂病者は断薬可能例と断薬不能例に大別でき，断薬可能例では長期投薬は不必要なのかもしれない．

第Ⅰ部に提示した症例からは，発症早期の寛解例，特に抗精神病薬に耐性の低い分裂病者の場合，減薬から退薬を積極的に進める必要があり，最少有効量（クロルプロマジン等価換算50～100 mg/日程度）から再発の前駆症状に注意しつつ，間欠投与とし，6カ月程度で断薬に至る断薬プログラムを立てるほうがよいであろう．慢性期の断薬は前述のように，より長期にわたる断薬プログラムが必要となろう．

断薬前の抗精神病薬は何を選択すべきであろうか．著者は催眠作用が少

表Ⅱ-5 初回エピソードおよび再発例の症状安定時から断薬までの期間

症例	症状安定時から断薬までの期間
初回エピソード例	
症例1	6カ月
症例2	10カ月
症例3	即，以後は抗不安薬と抗精神病薬の間欠投与で対応
再発例	
症例4	2カ月
症例5	7カ月
症例6	3カ月
症例7	20カ月

なく剤型が豊富なスルピリド（200，100，50 mg錠）を好んで使用している。スルピリドはまた血清PRL値を鋭敏に上昇させるため，中枢ドパミン遮断の程度と薬物のコンプライアンスの把握にも役立つ。

　断薬するか通院服薬継続するかの判断は，再発時の症状（自殺企図，攻撃行動など）を十分考慮しつつ，患者の意志を尊重し，十分なインフォームドコンセントのもとに行う必要がある。薬をやめたいと希望する病者に服薬を無理強いすると，患者本人の自己判断による急激な断薬により再発のリスクをかえって高める。

4　難治例への対応

　両親が分裂病であるなど遺伝負因が高く，若年発症の解体型分裂病以外は，早期に治療導入されれば初発時に難治化することはまれである。初発時の治療が不適切だったり，再発を繰り返すうちに次第に難治化する場合のほうが圧倒的に多いと思われる。治療の指針で述べたごとく，薬物療法のみに頼った多剤併用，大量長期投与で難治化させないことが肝要である。また遅発性アカシジアなどによる薬原性の副作用により難治化している例もかなり認められ，薬物の減量や錐体外路症状惹起作用の少ない薬物への置換により，症状が改善する場合もある。

　新しい非定型抗精神病薬は元来クロザピンをプロトタイプとし，難治例に有効として開発されたが，近年は陽性症状に対する治療効果はハロペリドールと同等などとトーンダウンした報告が多い。しかし遅発性錐体外路症状により難治化している症例に単剤で使用すれば治療効果は期待できるが，大量多剤併用投与にさらに上乗せで使用するならば，なんらの治療効果も期待できないであろう。

　クロザピンが使用できない現状では，陽性症状の強い難治例はやはりブチロフェノン系薬剤の大量投与が最も有効で，ハロペリドール（5 mg）3A3×，静注1〜2週間で著効を示す場合があるが，長期投与は避けるべきである。抗精神病薬でコントロール不能な攻撃性，易刺激性に対しては，炭酸リチウム，カルバマゼピンの併用療法が有効な場合がある。ジアゼパムやクロナゼパムの大量併用療法が拒絶的だったり不安定な症例に有効な場合

もあるので，陰性症状や抑うつ状態を呈する難治例には抗うつ剤の使用をも視野にいれた幅広い薬物療法を試みてもよいが，これらの薬剤を漫然と長期投与することは戒められるべきである．

5 抗精神病薬の副作用とその対策

(1) 抗精神病薬の副作用の作用機序

　抗精神病薬は過去40年以上にわたり多数例に臨床応用され，適切に使用されるならば高い治療係数と幅広い用量作用曲線をもつ安全な薬物である．

　しかし，近年抗精神病薬に対して脆弱性の高い症例[40,46]が存在することや，抗精神病薬に神経毒性があることが知られるようになってきた[24,45]．特にブチロフェノン系薬剤は神経毒性が強く，世界的趨勢として新しい非定型抗精神病薬を選択することが主流となりつつある．しかし，ブチロフェノン系薬剤もその副作用を熟知し，適切に使用すれば，極めて有用な薬物である．

　抗精神病薬は表Ⅱ-3（p.134）に示したような薬理作用を中枢および末梢性にもつ．抗ドパミン作用に関連した副作用としては，急性および遅発性錐体外路症状，悪性症候群，水中毒，高プロラクチン血症（乳汁分泌，月経異常，女性化乳房）があるが，いずれも主作用と不可分な作用なため，その予防・治療対策は容易ではない．抗ノルアドレナリン作用によるものには起立性低血圧，反射性頻脈，眠気，持続性勃起症がある．抗セロトニン作用によるものには射精障害，低血圧がある．抗ヒスタミン性の副作用としては眠気，体重増加，低血圧がある．抗コリン性の副作用としては霞目，口渇，洞性頻脈，便秘，尿閉，記憶障害がある．

　抗コリン薬の併用も含め多剤投与では副作用が増強されやすいので注意を要する．抗コリン剤の投与に関しては副作用止めとの認識が普及しているためか，抗コリン剤が常用量以上に過量投与されたり，数種類もの抗コリン剤が併用投与され，記憶障害のみならず，仮性痴呆状態が惹起されたり，遅発性錐体外路症状が悪化している症例にしばしば遭遇する．抗コリン薬もできるだけ最少有効量で急性錐体外路症状をコントロールすべきである．

現在もなお抗精神病薬のさまざまな副作用が報告されつつあるので[13,14]、成書や薬剤の添付文書のみならず内外の文献の渉猟を欠かさず情報の収集に努める必要がある。そのうえで、十分な観察と患者の訴えによく耳を傾け、患者から学ぶ姿勢が必要と思われる。ここでは致死性または不可逆性の副作用であり、抗ドパミン作用に関連が深い錐体外路症状、悪性症候群、水中毒の病因病態についての仮説を単純化した著者の考えと、これらの副作用の防止を中心にした抗精神病薬の使用指針について簡略に述べておく。

表II-6には抗ドパミン関連副作用の仮説をまとめた。

致死性の副作用である悪性症候群は最重度の薬原性錐体外路症状と考えられ、高度のD2遮断の結果、線状体内のコリン性ニューロンは一時的に機能が廃絶し、副交感神経の機能低下の結果、交感神経優位な状態が生じ、多彩な自律神経症状が生じるのではなかろうか。

急性錐体外路症状はD2が主であるが、D1との相乗作用で生じると考えられている。遅発性錐体外路症状は急性と逆の病態と考えられているが、遅発性錐体外路症状に対するクロニジンの有効性から、ノルアドレナリン機能の亢進が考えられる[31]。なお、これらの中間の病態として、著者は亜急性の錐体外路症状の概念を提唱した[35]。

水中毒を惹起する強迫的多飲は動物実験からD1の関与が示唆され[3]、著者らの一連の検討から、ノルアドレナリン機能の低下とオピオイド系の関与が明らかになったが[12,15,37]、オピオイド系は多飲の結果、二次性に多飲の強化因子として働くものではないかと考えている。

プロラクチン分泌は種々の脳内アミンにより制御を受けているが、抗精

表II-6 抗ドパミン関連副作用の病因仮説

病因	薬原性	薬原性	不明	二次性
悪性症候群	D2高度遮断	mACh低下？	NA亢進	opioid －
急性錐体外路症状	D2, D1遮断	mACh亢進	NA －	opioid －
遅発性錐体外路症状	D2, D1亢進	mACh低下	NA亢進	opioid －
多飲	D1亢進	mACh －	NA低下	opioid ＋
高プロラクチン血症	D2遮断	mACh －	NA －	opioid －

mACh：線状体のコリン性介在ニューロン、D：ドパミン、NA：ノルアドレナリン
＋：関与あり　－：関与なし

神病薬投与の場合は下垂体漏斗系D2遮断により生じると考えられる。

(2) 抗精神病薬の副作用の予防・治療

これら抗精神病薬の主作用と不可分の副作用の予防・治療の要点を簡潔に述べておく。

a 悪性症候群

患者の全身状態に注意し，常に過量投与（相対的）でないか考慮する。発汗，微熱の持続，流涎，錐体外路症状などの前駆症状をキャッチし，CPK値を参考にし，同症候群の疑いがあれば速やかに抗精神病薬を減量または中止する。

b 急性錐体外路症状

遅発性錐体外路症状のリスクファクターとの認識を強くもつ。抗コリン薬の増量で対応せず，新しい非定型抗精神病薬やスルピリドのようなD2受容体に選択性の高い薬剤の単剤少量投与か低力価の薬物で治療する。

c 遅発性錐体外路症状

現在までに報告されている臨床型（遅発性ジスキネジアとその亜型，遅発性ジストニア，遅発性アカシジア，持続性パーキンソニズム，遅発性トゥレット症候群，遅発性ミオクローヌス，開眼困難）を念頭におき，全身の不随意運動を注意深く観察し，早期に診断治療する[38]。特に舌の軽微な口舌ジスキネジアの有無をフィンガー・タッピングを負荷して観察する。立位でしばらく静止できるか否かでアカシジアを診断する。ミオクローヌスは姿勢性に出現することがあるので，上肢を前方に挙上し，前腕を90度屈曲させ，手首や肘のピクツキを観察する。遅発性錐体外路症状の発現が疑われたら，新しい非定型抗精神病薬や低力価の薬物か，スルピリドのようなD2受容体に選択性の高い薬剤の単剤少量投与を行う。

ビペリデン（5 mg）1A筋注の反応性により亜急性か遅発性の病態かを鑑別し，前者では抗コリン剤を加えるか低力価の薬物に処方変更し，後者であれば抗コリン剤を除去する。治療薬としてはクロニジンやクロナゼパ

ムなどが有効である。

d 多飲

体重日差や電解質の測定により診断する。チオリダジン，フルフェナジンのようなD1遮断作用の強い薬物の使用は避ける。ジアゼパムなどの抗不安薬の大量で精神症状のコントロールができないか検討する[34]。治療薬としてはナロキソン，ミアンセリンを使用してみる。

e 高プロラクチン血症

スルピリドなどD2遮断作用の強い薬物使用時はプロラクチン値を測定する。高プロラクチン血症は放置して支障はないが，無月経など，患者の訴えがあればD2遮断作用の弱い薬物に置換する。

4章　治療環境とリハビリテーション

1　治療環境

　前述したように，分裂病の治癒とは，脆弱性の域値を引き上げることにほかならぬといえよう。ここでは薬物療法以外の，分裂病者が治癒に至る確率が高い（病状が改善しやすい）治療環境について検討してみよう。分裂病の治療は，外来や入院，デイケアなど，さまざまな治療環境下で行われる。

（1）外来治療

　本書で提示した症例中，外来のみで治癒に至った症例は，症例6（p.46）だけである。外来治療は患者にとって精神的外傷が少なく，偏見が問題になりにくく，良好な治療環境といえる。反面，薬物療法のみになりがちで，個々の患者の脆弱性や高EEなどの家族力動の把握や，それらに対するアプローチが不十分となりがちである。しかし，アルバイトなど就労体験を段階的に積み重ねることにより，適応水準が上がり，脆弱性の域値が上がる可能性は十分ある（症例6）。

（2）入院治療

　エイチソンら[1]は，「英国や米国では，精神病エピソードにかかった十代の患者が，重度の障害をもつ年配の患者ですし詰めになった病棟に入院させられることが良くあるが，そこでは暴力の脅威があったり，違法薬物が入手できたりして，こうしたことが若い患者の悪化に結びつく。平穏であるが社会性に満ちた病棟が回復を促進することには疑いがないし，錯乱あるいは解体状態にある患者は，環境的カオスを減らそうとしている病棟環境から恩恵を被るであろう。理想的には，入院が必要な患者は初発例を専

門に扱うユニットでケアされるべきである。そのようなユニットがない場合は，できるだけリラックスした雰囲気の中で行われる有意義な活動プログラムを，病棟から離れた場所で提供するのが良いだろう。そうしたプログラムは陰性症状を軽快し，社会生活技能を向上させ，自尊心を改善させるであろう。このような環境の中でこそ，徐々に病識が出現し，適切な対処行動を身につけ，自己責任を取り戻すようなプロセスを始めることが可能となり，そして患者は地域社会に復帰していくのである」と述べている。症例5 (p.36), 15 (p.95), 16 (p.101) は他院からの転入院例であるが，当院の治療環境が治癒過程に貢献した可能性が高い。

　著者もPICU（精神科集中治療室）病棟や個室開放病棟の未整備だった時代には，入院治療は極力避けるべきと思っていた。しかしこれらの病棟の機能分化が完成した現在は，職場や学校を病欠しなくても外来通院だけで回復する症例を除き，入院治療のほうが予後が良いのではないかと思っている。入院による十分な休養とさまざまなリハビリテーションやSSTにより，ストレス耐性を高めたりストレス対処法をマスターすることにより，脆弱性の域値が上がり，治癒可能性が高まると考えている。

　1992年8月に完成した当院のPICU，個室開放病棟の概要を述べてみる。PICU病棟19床（従来の保護室10床を含む）は旧内科合併症2人室を洋式トイレ付き個室とデイルーム1室に改築し，ナース19名（男9，女10）を配置した。急性期を快適な環境と濃密なケアにより精神病による高度の不安恐怖体験をできるだけ緩和しようとの配慮からである。また個室開放病棟70床（個室料1日600円，バストイレ付き特別室2000円3室）には2カ所のデイルームを配置し，各個室はホテルのように内鍵付きで入院者のプライバシーが保たれ，安心して休養できる療養環境となるように配慮した。

　自傷他害のおそれがなくセルフケア能力の保たれている症例は個室開放病棟へ直接入院となるが，重症例はすべてPICU病棟を経て，軽快後，他病棟に転棟となる。

　このシステムの有効性を検証する目的で，システム完成前（1989〜1991年の1〜3月）と完成後（1993〜1995年の1〜3月）の精神分裂病圏の入院者のうち，軽快退院者のみの入院期間を調べた。システム完成前は154.2±27.0日（平均値±SE；N＝50）に対し，完成後は75.6±8.4日（平均値±

SE；N＝68）と，入院期間が50％も短縮していた（t検定：p＜0.01）。

エイチソンらのいう「平穏であるが社会性に満ちた病棟が回復を促進する」は当院の開放個室病棟に相当し，「錯乱あるいは解体状態にある患者は，環境的カオスを減らそうとしている病棟環境から恩恵を被るであろう」はPICU病棟に相当するであろう。

このような分裂病治療に役立つ治療環境の理論的説明は，前述したカールソンのドパミン神経系フィルター仮説であるように思える（p.114～116）。すなわち抗精神病薬の投与はドパミンの受容体を遮断し，大脳皮質に投射される過剰な感覚情報が遮断され精神症状が消失するが，病棟構造による感覚遮断もクレペリンの巻き包み法も外的な感覚遮断であり，抗精神病薬と類似の奏効機序と考えられよう。このように隔離や身体拘束も過剰な感覚刺激からの遮断と治療的に捉える視点[10]も重要であるが，これらは十分なマンパワーのもとで，孤独，恐怖，自己尊厳の低下などを最小限にとどめるような病棟構造（牢獄のような隔離室では良くない）と看護技術に基づいて行われるべきであろう。

錯乱などの症状が安定すると個室開放病棟に転棟となるが，個室開放病棟のメリットはプライバシーが保たれ安心して休養できる療養環境にある。平穏であるが社会性に満ちた病棟であることがポイントで，ビジネスホテルのように互いに没交渉では治療的とはいえない。

個室開放病棟には4本の明るく採光された広い廊下があり，テーブル付きベンチが4脚と給湯器が置かれている。このため，気心の知れた患者同士の自然な交流がTPOに応じて好みの寛ぎの場所で行われている。2つのデイルームではナースや看護実習生が患者とオセロなどのゲームに興じたり，グループで談笑したりしている。OT棟に出向かない患者のためには日々デイルームでさまざまなOT活動が行われている。

初回および再発エピソード分裂病者がPICU病棟に入院し個室開放病棟から退院するまでの標準的な入院期間は1～2カ月である。

2 リハビリテーション

(1) リハビリテーションの目標

　中井[27]は「分裂病の治療，ひいては精神科疾患の治療とは，決して病前に戻ることではない。病前に戻ることは，いかに見栄えがよくとも，発病の危険性の高い状態に復帰することであって，治療の目標は，必ず，病前よりも心身の安定性が高く，またその状態自体の安定性（自己維持性）も高い別種の状態に出ることでなければならない」と述べている。また「再発を防止し，再発した時も前回よりも軽く経過させ，さらにこの再発から学ぶことによって成長することを含意する」とも述べている。

　著者もこの中井の説にまったく同感であり，このようにリハビリテーションを通じて病前より高い適応レベルに回復させる必要があろう。実際，症例7 (p.52)，8 (p.60) を除く治癒例はすべて，病前よりたくましく成長したと実感できる（症例7は病前の適応レベルが十分高く，職場環境が変われば問題はなくなったものと思われる。症例8はいわゆる欠陥治癒といわれるもので，長く同一の窯業工場で熟練工となり，周囲が空けて通し，対人的ストレスを減じたものと考えられる）。

(2) ストレス脆弱性とリハビリテーション

　ところで，病前より高い適応レベルに達するリハビリテーションとはどのようなものであろうか。分裂病の再発の原因がストレス脆弱性であるとすると，ストレスで再発しないためには次の4つの技能を獲得させることであると考えられる。

　① ストレスを認知する
　② ストレス耐性を高める
　③ ストレスの対処法をマスターする
　④ ストレスを解消する

　ここでは②と③について詳細に述べるが，①に関しては主に個人精神療法で，④についてはレクリエーション（スポーツも含む）的リハビリテーションで焦点化されるべきと考える。

a ストレス耐性の向上

　ストレス耐性の向上は，本人が興味をもった活動を通じて心身を鍛えるということである。筋肉トレーニングでもいえることだが，やみくもに鍛えればよいのではなく，回復の病相にそった無理のない負荷と休養のバランスが最も重要である。分裂病の治癒者は回復期に一過性に過睡眠状態を呈する場合があるが，これは休養の重要性を示唆していると考えられるので，本書の症例より過眠状態の記述を抜粋してみる。

　症例1：本人はとてもよかったと言うが，父親は薬が変わったせいか日中でも眠たがり半日ぐらい眠っていたと言う。

　症例2：「茶道に通い，洗濯をし，あとは寝ている」「少し歩くと疲れてしまう。昼寝を3時間し，夜7時間眠る」

　症例3：「朝が起きられない」「目的があればシャキッとする」「本は読めるが，体を動かそうという意欲が出ない」と言う。

　症例5：「12時間くらい眠り，まだ本が読めない」と言うため，ブロチゾラムを除去する。

　症例6：「全然よくならない。いくら寝てもきりがない。昼頃まで寝ている」と言うため，デイケアを紹介する。

　分裂病の症状は脳の興奮過程の反映であるから，ごく少量の薬物投与下にこのような過眠状態が出現するのはむしろ予後良好のサインと捉え，休養を保証する必要がある。

　中井[27]は「私が1960年代に診たある患者は，その20年前に，九州のある大学で，教授に『お前は分裂病だ！結核になったと思って，1年半とにかく安静に横臥しておれば治る』と言われた，と語り，その御指示は正解で，だから東京に出てきて学校の事務員がやれているのですが，と語った。これは1940年代に薬物到来以前に安静の重要性を認識している教授がいたこと，それを厳守して臨床的治癒をした患者がいたこと。この極めて単純な例の教える含蓄は実に多い」と述べている。

　次に本人が興味をもった作業を通じ，心身を鍛えることであるが，ここに提示した初発および再発治癒例は入院期間が短いこともあり，入院中のOT活動は，主にリクリエーション的リハビリテーションであり，心身の成長は社会的リハビリテーションを通じなされたと考えられる。個々の症例

の社会的リハビリテーションの状況を列記してみる。

症例1：家業（建設関係）の事務所の電話番。その後，当市でアパート生活しながら家具店に勤務。結婚し，夫と事業を起こす。

症例2：週2回お茶の稽古に通う。パートで外来ナースとして勤務。その後，高等看護学校に進学，卒業。公立病院に勤務する。

症例3：マイペースでの復学。卒業後，アルバイトをしながら大学院に通う。

症例4：仕事量を考慮された復職。転勤もこなし通常勤務。

症例5：バドミントンや卓球などの運動をする。コンピュータ学院を卒業。アルバイトを転々。通信大学生。

症例6：アルバイトを転々とし，その後，就職して結婚する。

症例7：家の手伝いをしたり，下請けで草刈りをする。長距離トラックの運転手。大型2種の運転免許を取得し，バスの運転手。2級土木施工管理技師の資格をとり，土木建設会社に勤務。その後，同業の会社に変わり，現場監督となる。

これら治癒例は，ごく短期間外来OTやデイケアに通っただけで，作業所などを必要とせず，段階的に社会的リハビリテーションを自ら行い，適応水準を上げ，心身ともにたくましく成長している。

分裂病のリハビリテーションは個別的で患者の希望にそって長期的にモチベーションが持続できるものである必要がある。

個別的リハビリテーションの重要性を別の症例で簡単に提示しておく。

ある国立大学医学部の2年生が分裂病を発症し，大学保健センターの医師（精神科）より紹介され受診した。薬物により2週間で症状改善が認められ，本人の強い希望で復学し，紹介医の友人のクリニックに通院した。しかし単位がとれず，帰郷し地元で治療するように勧められ，当院初診の1年後，再び当院を受診した。前医では当院と同一処方が継続され（減薬または変薬の必要がある），朝5時起床のボート部合宿生活を継続することにも，なんらアドバイスはなかった由である。

当院では最初，通所授産所の魚箱製作の作業を勧めたがやる気がなく，作業能率も最劣であった。そのうち，騒音と障害者の人たちと一緒では変になりそうだと訴え，通所は中断した。その後，公文の採点のアルバイト

を始めたが，子供に「うるさい」と怒鳴り，解雇された。

気難しく対人関係に問題があることと，医学部復帰のためのリハビリテーションの必要性を感じ，SSTと当院医局の英文論文抄読会に毎週参加させた。また隔週で，単位がとれなかった生理学の勉強を著者と1対1で1時間程度させた（教科書を本人に解説させ，誤って理解している点を指摘したり，理解不十分な点を解説したりした）。このような個別的なリハビリテーションを10カ月間行ったところ，対人技能も陰性症状もずいぶん改善し，復学した。著者の知人の大学病院の医師へ紹介し，学業と生活面の指導もお願いした。夏休みで帰省時，SSTに数回参加したが，復学時と比較してさらに会話も円滑になり，表情も自然で，快活な医学生に変身していた。

b ストレス対処法

対人的ストレス対処法学習としてはSSTが最も優れていると思われるが，初発，再発治癒例でのSSTの実施状況とその獲得した技能を述べてみる。

治癒例7例中，SSTを実施したのは症例3～5の3例である。

症例3：対人技能に特に問題は認められなかったが，次第に「しっかりした会話」ができるようになった。

症例4：多忙な職業であり，多方面からの電話をうまくさばいたり仕事の優先順位を決める交渉能力などに問題があった。「長引く電話をうまく切る」などの課題を設定し，対人技能が向上した。

症例5：「自分の思いを主張できない」「思い込みが激しく，一方的な見方しかできない」などが認められたが，「自己主張」ができるようになり，多様な意見をきくことで「視野が広がった」と思われた。

これらの治癒例に対して，SSTがどの程度治癒過程に貢献したか疑問であるが，症例12 (p.74)，13 (p.78) で示したように分裂病のリハビリテーションとして有用であるので，SSTに対する著者の実践と考えを述べておく。

(3) SSTについて

a SSTの実際

SSTはsocial skills trainingの略で，日本語では「生活技能訓練」と訳さ

れる。SSTは1970年代アメリカのリバーマン教授らによって開発されたもので，ストレスによって精神症状の増悪をきたしがちな精神分裂病者らに対人的な対処能力を獲得させ，ストレス抵抗性を高めるというトレーニング法である。

具体的なトレーニング方法としては，次のとおりである。

10名程度のメンバーとリーダーらが円形に着席する。1回のセッションは1時間程度で，①計画ミーティング，②訓練セッション，③評価ミーティングの3部から成り立っている。

まず，最初の計画ミーティングでは，各メンバーが日常の対人関係の中から困難を感じている場面を選び，訓練しようとする行動目標を決める。目標が決まったら，訓練セッションに移り，各自が決めた対人的場面を次々とロールプレイしていく。最後の評価ミーティングでは，この場面で演じられたことが実生活の場面でも実行されるよう宿題が出され，次回の計画ミーティングでその成果の報告を求める。

SSTのメインである訓練セッションにおける治療的介入のポイントと方法は，非言語的コミュニケーションに重点がおかれ，特に，視線，姿勢，仕草，表情，声の質などに着目される。対人的交渉場面などをメンバーにロールプレイさせ，小さな前向きの歩みを励ます。次に望ましいモデルを他のメンバーや副リーダーに演じさせ，それらを取り入れ再度ロールプレイさせ，実技が改善したことを皆で褒める。

重要なことは，皆が参加すること，メンバーが実生活で困難を感じていることをロールプレイのテーマに選ぶこと，その人の欠点ではなく良い点を褒めることなどである。

SSTに最も適応する症例は，対人的ストレスにより再発を繰り返しがちな寛解状態の分裂病者であろうと思われる。したがって，退院間近な分裂病者やデイケアの通所者にこれを行うのが最も効果的である。しかし，治療技法に習熟した治療者であれば，急性期の興奮状態や錯乱状態を除き，躁うつ病や対人的ストレスから酒にはしったアルコール症まであらゆる症例にこれを適応し，相当な治療効果を上げることができる。根気よくSSTを行うことにより，拒絶的でナースなどからも敬遠されていた慢性分裂病者が対人関係も円滑になり院外作業に参加しだすなど，社会復帰の足がかり

を与えたり，空想的な妄想に浸っていた分裂病者に現実感が出現したりする。

リバーマンのマニュアルでは，SSTのテーマ設定は本人が日常生活で困難を感じている場面か，友達をつくる，デートに誘うなど生活圏を拡大させるものがよいとされている。また簡単な技法から段階的にステップアップし，実際の生活場面で実戦的に使えるスキルへと行動形成されるテーマ設定を行うよう導くべきであると述べられている。

実際数回のSST参加でのアドバイスによりこつをつかみ，最初はたどたどしくとも，自ら適切なテーマを設定し，めきめき上達し，社会復帰していくケースがある。これに反し，最初から流暢であっても，自らテーマの設定ができない人は堂々巡りを繰り返し，以後の発展性に乏しくドロップアウトしがちである。

著効例について，ロールプレイのテーマの変遷について述べてみる。

不眠幻聴を主症状に初回入院し，大量服薬による自殺企図と雨の中を素足で徘徊するなど奇異な行動を呈し4回目の入院をしてきた34歳の女性が，SSTに導入以後めきめき改善し，15回のSST終了時点で社会復帰に至った。

1～2回目：自己紹介，自分の症状や過去について皆に話す。

3～4回目：目標設定。長期目標は「退院し，事務員として働く」，短期目標は「だれとでも緊張せず気軽に応対できるようになる」とする。実生活では兄に自分の気持ちをうまく伝えられないので，まず退院について兄と話し合う。

5～7回目：退院後の兄との会話，兄は肝心の点になるとよそよそしくなり，親身になってくれないという。このような兄に甘えたり，真剣に相談に乗ってもらうよう練習する。

8～9回目：友人をつくる。職場での昼休みの会話。

10～11回目：就職面接（病気についての対応を含む）。

12回目：退院について遠方にいる姉と電話で相談する。

13回目：退院後，兄に対し自己主張する練習。

14～15回目：退院を目前にした今の気持ちを治療者に話す。

34歳時7月11日，退院し外来へ。8月21日より建設会社に就職が決まり，前日に16回目のSST参加。

16回目:就職先の会社での電話の応対。
17回目:同居中の姪とのやりとり。兄に対する遠慮から,自由奔放に振る舞う姪にものが言えず,ストレスがたまるため。

b　SSTは何回受ければ効果がでるか?　その効果は持続するか?
　SSTの治療効果は,①トレーナーや参加スタッフの治療技術,②患者本人の障害の程度,③参加メンバー全員のグループダイナミックスの3つの要素で決まると思われる。
　熟練した治療者が適切に構成したグループでSSTを行った場合,極端な場合,1回のSSTでも著明な効果を上げる場合がある。しかし一般的には,入院して病状が安定して社会復帰前に5〜10回程度SSTを実施すれば,退院後の再発予防に相当効果を上げることができる。5〜10年という長期入院中の慢性分裂病者であっても,根気よくSSTを実施すれば相当な効果が期待できる。この場合は毎週1回程度,1年以上にわたりSSTを継続する必要がある。
　SSTにより獲得された対人的な対処能力は,退院後の社会生活にずっと活きている場合もあるし,時々外来受診時にSSTに参加して再強化したほうがよい人,またSST場面では相当対処能力が向上したと思っても世間では通用せず,挫折して再入院してくる人などさまざまである。
　SSTで繰り返し練習した就職面接で,退院後の就労がうまく決まれば,本人の自信に直結するだろうし,そうでない場合は挫折感が生じるであろう。SSTの成果を現実生活にうまく適応できるようにするには,本人の努力に期待するばかりではなく,本人を取り巻く家族を含めた社会の環境調整も重要となる。

c　SST実施に際しての留意点
　著者は,リバーマンの生活技能訓練基礎マニュアル[23]に基づき,独学で1991年8月よりSSTを開始した。その後SST普及協会が設立され,各地で盛んに講習会が開催され,その普及が図られている。1995年頃から,当院へも県内のみならず中国,四国地方や京阪神地方からSSTの見学が多数あり,SSTの治療技法や効果について意見交換を行ってきた。

i 宿題について

当院ではSST開始当時，宿題を与えることはプレッシャーが大きすぎるからと保留し，今後の検討課題とした。現在は計画ミーティングや評価ミーティングの際にさりげなく現実場面への応用とその成果を聞く場合はあるが，宿題はあえて与える必要性はないと考えている。なぜなら生真面目な分裂病者はロールプレイ場面を忠実に現実場面に適用するため，実生活に汎化されると考えている。宿題を与える場合はメンバーにストレスを与えない工夫が必要である。

ii あまりに型にはめすぎないこと

当院への見学者や講習会参加者の声であるが，SSTを継続実施するうえで苦痛を感じられている方々が多数おられるようである。これはシナリオロールプレイなど講習会で習ったことをそのまま，重度の欠陥状態の分裂病者に適用しようとするからではないだろうか。レベルの高い分裂病者の場合，毎回ロールプレイのテーマが見つからないならば，一般会話を取り入れてもよい。重度の患者を対象とする場合はゲーム的要素を取り入れてもよい。リーダーは自分の持ち味を生かし，型にこだわらずメンバーの心の動きをみて，当意即妙に動く必要があるのではないか。リーダーが苦痛で患者が楽しかろうはずはなく，また効果も上がらないであろう。

iii 共感か同調か

SST研修会で指導されるSSTの指導技法にも，いくつか問題があると考えられる。

まず褒めるタイミングであるが，リバーマンのマニュアルにはロールプレイ終了時点で，できるだけ早いタイミングでフィードバックを返すことが大切であると記述されている。当院の場合はロールプレイ終了直後，皆で拍手し，リーダーが良かった点を短くコメントして褒める。「次に何かコメントはありませんか」と促し，挙手がない場合でも他のメンバーやコリーダーの表情を読みとり，リーダーのコメントを補足するコメントを求める。要は，即座にメンバーが自然に共感できる良い点を見つけ出し，正のフィードバックを与えることであろう。

ところが研修会では，ロールプレイ終了後，拍手はせず，まずメンバーに良い点の指摘を求める。その後メンバーのコメントに従い拍手し，褒め

る。このことを何回も繰り返すため、無理に同調して褒めざるをえなくなる。褒めるタイミングとポイントがずれているため、生き生きした共感が失われ、苦痛の感情が支配しているように感じられた。

さらに不成功のドライランを褒め、引き続きモデリング、メンバーの再演への流れは、さらに共感性が失われ納得がいかないものであった。これでは野球やゴルフで空振りをして、「今のスイングは良かったね！」と言われるようなもので、屈辱以外の何ものでもないだろう。例えば、「タバコをねだられ断る」というロールプレイが設定されたとしよう。講習会では最初「断り切れなかった」場合でも、「今の良かった点はどこですか」とメンバーに問いかけ、「声が大きかったです」などのコメントを引き出し拍手する。我々は不成功の場合は正のフィードバックは与えず、そのままモデリングに移り、「断り切った」場合だけ正のフィードバックを与える。失敗しそうであれば、ドライランを中断し、モデリングに移る。たとえヒットやナイスショットでなくとも、ボールがバットやクラブに当たり前に飛ぶようにして、拍手し、うまくやったことに共感し、褒めることこそ重要であろう。

d　SSTの奏効機序

SSTは認知行動療法の1つとされており、ロールプレイの段階的積み重ねによる行動形成がその奏効機序とされている（以下の①）。著者は当院での10年間のSSTの実践を踏まえ、以下の奏効機序により、分裂病者を中心とした精神疾患に対してSSTが治療的に奏効するのではないかと考えている。

① 　ロールプレイの積み重ねによる行動形成
② 　ゴルフのワンポイントレッスン
③ 　ストレスコーピングの獲得
④ 　ストレス解消、発散
⑤ 　IPR（感受性訓練）的な現象学的（直感的）気づき
⑥ 　空想的思考から現実思考への変換の促進

以上について、簡単に解説してみよう。

② 　分裂病者は全般的にソーシャルスキルが欠落しているのではない。本人の発病脆弱性につながるウィークポイントを見つけ出し、ゴルフ

のワンポイントレッスン的なコーチが有効な場合がある（症例4）。このことは直ちにストレスコーピングの獲得に繋がる（③）。
④　たとえロールプレイ場面が現実に応用されなくとも，ロールプレイのテーマの変遷に述べた症例の姪とのやりとり（p.153）など葛藤を言語化し，参加メンバーに認められることで，ストレスの発散となる。
⑤　症例12や症例13の家族を交えたSST場面で示したように，現象学的，直感的気づきがSST場面で生じ，本人の認知の歪みが修正されたり，家族力動に良好な変化が起こる。
⑥　一般会話時の妄想に基づく会話は共感が得られず，現実的な会話に共感と賞賛が集まるため，空想的思考から現実思考への変換が促進される。

以上簡潔に述べたが，SST場面では分裂病の病理や脆弱性を目の当たりにすることができ，それに対する治療的介入が行えるため，有用な治療法と実感している。

5章　分裂病治癒のストラテジー

　第Ⅰ部「症例」と第Ⅱ部「分裂病治癒への治療の実際」により，分裂病に治癒例が存在することと治癒に至る方法論について探ってきた。分裂病には予後良好例と不良例があることは明らかであるが，予後良好例であっても，不適切な薬物療法と治療環境下で治療されれば，容易に予後不良となろう。また予後不良例であっても，適切な薬物療法と良好な治療環境下で治療を行えば，かなりの改善が認められよう。分裂病の治癒過程は複雑で，数々の偶然に支配され，治療法をマニュアル化することは困難である。しかし，まず主治医が分裂病の治癒の可能性を信じて治療を行うことが治癒に向かう第一歩であろう。これまで述べたことを分裂病治癒のストラテジーとして，以下のように提唱しておく。

① 精神病に対する偏見をなくし，早期治療導入により分裂病が治癒しうる病であることを啓蒙する。

② 至適用量の薬物を処方し，精神症状軽快後は覚醒水準の低下に応じ（特に鎮静作用の強い薬物の場合），速やかに減薬する。鎮静作用の強い薬物からの断薬より，D2受容体に選択性の高い薬物に次第に処方変更し，最少有効量まで減薬する。

③ 発病早期の薬物療法下の完全寛解者は，初発であれ再発であれ断薬の可能性を探る。断薬する場合は間欠投与から断薬する。断薬の指標としては陽性症状の完全消失と良好な社会適応状態が前提であり，不眠があれば速やかに薬物療法を再開し，再発防止を優先する。

④ PICU病棟や内鍵付きの開放個室病棟など治療環境を整備し，精神病院のアメニティーを高め，入院を快適に送らせ，十分休息・睡眠をとらせる。また精神病に罹患した患者の自尊心を高めるように努める。

⑤ 入院時から社会復帰を視点に入れたチームアプローチを行い，患者の健康な部分に多面的な働きかけを行う。

⑥ 作業療法（SSTを含む）を早期から開始し，患者にストレス耐性とストレスコーピングを獲得させる。

　以上のようなストラテジーにより早期に治療導入された場合は，かなりの頻度で分裂病の治癒は可能と考えている。

■ 本書の引用文献

1) Aichison,K.J., Meehan,K., Murray,R.M.（嶋田博之，藤井康男訳）：初回エピソード精神病．星和書店，東京，pp1-180, 2000.
2) American Psychiatric Association: Practical guideline for the treatment of patients with schizophrenia. Am.J.Psychiatry 154(4 supple); 1-63, 1997.
3) 新井一郎：ラットの飲水行動に対する向精神薬の影響について．精神科治療学 6; 1389-1397, 1991.
4) Carlsson,A.: The current status of the dopamine hypothesis of schizophrenia. Neuropsychopharmacol. 1; 179-186, 1988.
5) Ciompi,L.: The dynamics of complex biological-psychosocial systems: Four fundamental psycho-biological mediators in the long-term evolution of schizophrenia. Br.J.Psychiatry 155(suppl 5); 15-21, 1989.
6) Davis,J.M.: Overview: Maintenance therapy in psychiatry: I.Schizophrenia. Am.J.Psychiatry 132; 1237-1245, 1975.
7) Davis,J.M., Andriukaitis,S.: The natural course of schizophrenia and effective maintenance drug treatment. J.Clin.Psychopharmacol 6(suppl 1); 2-10, 1986.
8) Gilbert,P.L., Harris,M.J., McAdams,L.A., Jeste,D.V.: Neuroleptic withdrawal in schizophrenic patients — A review of the literature. Arch.Gen.Psychiatry 52; 173-188, 1995.
9) Guisado,E., Fernandez-Tome,P., Garzon,J., Rio,J.D.: Increased dopamine receptor binding in the striatum of rats after long-term isolation. Eur.J.Pharmacol. 65; 463-464, 1980.
10) Gutheil,T.G.: Observations on the theoretical basis for seclusion of the psychiatric inpatient. Am.J.Psychiatry 135; 325-328, 1987.
11) 林宗義：分裂病は治るか．弘文堂，東京，pp1-220, 1982.
12) 林輝男，西川正，田中新一，葛山聰則，金田稚子，古賀五之，内田又功，山脇成人：精神分裂病者の多飲行動に対するドーパミン・オピオイド系の関与．精神科治療学 9; 576-581, 1994.
13) Hayashi,T., Nishikawa,T., Koga,I., Uchida,Y., Yamawaki,S.: Aerophagia: A neuroleptic-associated tardive syndrome. Human Psychopharmacol. 10; 235-238, 1995.
14) Hayashi,T., Nishikawa,T., Koga,I., Uchida,Y., Yamawaki,S.: Life-threatening dysphagia following prolonged neuroleptic therapy. Clin.Neuropharmacology

20; 77-81, 1997.
15) Hayashi,T., Nishikawa,T., Koga,I., Uchida,Y., Horiguchi,J., Yamawaki,S.: Involvement of the alpha2-adrenergic system in polydipsia in schizophrenic patients: A pilot study. Psychopharmacology 130; 382-386, 1997.
16) Holcomb,H.H., Cascella,N.G., Thaker,G.K., Medoff,D.R., Dannals,R.F., Tamminga,C.A.: Functional sites of neuroleptic drug action in the human brain: PET/FDG studies with and without haloperidol. Am.J.Psychiatry 153; 41-49, 1996.
17) Hultman,C.M., Wieselgren,I.W., Ohman,A.: Relationships between social support, social coping and life events in the relapse of schizophrenic patients. Scand.J.Psychol. 38; 3-13, 1997.
18) Janicak,PG.（仙波純一，南海昌博，本橋伸高，石丸昌彦訳）：根拠にもとづく精神科薬物療法．メデイカル・サイエンス・インターナショナル，東京，pp1-375, 2000.
19) Kapur,S., Remington,G., Jones,C., Wilson,A., DaSilva,J., Houle,S., Zipursky,R.: High levels of dopamine D2 receptor occupancy with low-dose haloperidol treatment: A PET study. Am.J.Psychiatry 153; 948-950, 1996.
20) 風祭元：精神分裂病圏の患者における薬物の選択・変更・減量．精神科治療学 13; 535-538, 1998.
21) 小林聰幸：初回入院分裂病患者の精神症状と予後－大学病院での平均13年追跡研究－．精神神経学雑誌 103; 383-410, 2001.
22) Kreapelin,E.（西丸四方，西丸甫夫訳）：精神分裂病．みすず書房，東京，pp1-397, 1986.
23) Libermman,R.P., King,L.W., Derisi,W.J., McCann,M.（安西信雄監訳）：生活技能訓練基礎マニュアル．創造出版，東京，pp1-136, 1990.
24) Miller,R., Chouinard,G.: Loss of striatal cholinergic neurons as a basis for tardive and L-dopa-induced dyskinesia, neuroleptic-induced supersensitivity psychosis and refractory schizophrenia. Biol.Psychiatry 34; 713-738, 1993.
25) Morgan,R., Cheadle,J.: Maintenance treatment of chronic schizophrenia with neuroleptic drugs. Acta.Pschiat.Scand. 50; 78-85, 1974.
26) 中井久夫：薬物使用の原則概要．精神科治療学 13; 673-676, 1998.
27) 中井久夫：分裂病の回復と養生．中井久夫選集．星和書店，東京，pp1-258, 2000.
28) 西川正，田中正敏：モデル精神病としてのラット長期隔離実験について．心

身医学 18; 161-169, 1978.
29) Nishikawa,T., Tsuda,A., Tanaka,M., Koga,I., Uchida,Y.: Prophylactic effect of neuroleptics in symptom-free schizophrenics. Psychopharmacology 77; 301-304, 1982.
30) Nishikawa,T., Tsuda,A., Tanaka,M., Hoaki,Y., Koga,I., Uchida,Y.: Prophylactic effect of neuroleptics in symptom-free schizophrenics: A comparative dose-response study of haloperidol and propericiazine. Psychopharmacology 82; 153-156, 1984.
31) Nishikawa,T., Tanaka,M., Tsuda,A., Koga,I., Uchida,Y.: Clonidine therapy for tardive dyskinesia and related syndromes. Clin.Neuropharmacol. 7; 239-245, 1984.
32) Nishikawa,T., Tsuda,A., Tanaka,M., Koga,I., Uchida,Y.: Prophylactic effect of neuroleptics in symptom-free schizophrenics: Roles of dopaminergic and noradrenergic blockers. Biol.Psychiatry 20; 1161-1166, 1985.
33) Nishikawa,T., Tanaka,M., Tsuda,A., Koga,I., Uchida,Y.: Prophylactic effects of neuroleptics in symptom-free schizophrenics: A comparative dose-response study of timiperone and sulpiride. Biol.Psychiatry 25; 861-866, 1989.
34) Nishikawa,T., Tsuda,A., Tanaka,M., Nishikawa,M., Koga,I., Uchida,Y.: Evidence for a direct adverse reaction of neuroleptics in self-induced water intoxication of psychiatric patients. Kurume Med.J. 38; 307-310, 1991.
35) Nishikawa,T., Kaneda,W., Uegaki,A., Koga,I., Uchida,Y., Tanaka,M.: Respiratory dyskinesia: A variety of clinical forms differentially diagnosed by using a spirograph. Clin.Neuropharmacol.15; 315-321, 1992.
36) 西川正：分裂病ガイドブック－患者と家族のためのQ&A 100－. NOVA出版, 東京, pp1-318, 1994.
37) Nishikawa,T., Tsuda,A., Tanaka,M., Nishikawa,M., Koga,I., Uchida,Y.: Involvement of the endogenous opioid system in the drinking behavior of schizophrenic patients displaying self-induced water intoxication: A double-blind controlled study with naloxone. Clin.Neuropharmacol. 19; 252-258, 1996.
38) 西川正：遅発性錐体外路症状. 臨床精神医学 25; 1163-1170, 1996.
39) 西川正, 内田又功：民間精神病院はいま. 21世紀への展開6 西川病院－精神医療のモデルを目指して－. 病院 57; 654-657, 1998.
40) Nishikawa,T., Tanaka,M., Koga,I., Uchida,Y.: A case of Meige and neck dystonia appearing following very low dose sulpirde. Human

Psychopharmacology 13; 59-61, 1998.
41) Nuechterlein,K.H., Dawson,M.E.: A heuristic vulnerability / stress model of schizophrenic episodes. Schizophr.Bull. 10; 300-312, 1984.
42) 大月三郎，原田俊樹：精神病分裂病の臨床．新興医学出版社，東京，pp1-150，1986.
43) Pallanti,S., Quercioli,L., Pazzagli,A. et al.: Relapse in young paranoid scizophrenic patients: A prospective study of stressful life events, P300 measures, and coping. Am.J.Psychiatry 154; 792-798, 1997.
44) 佐藤正弘，西川正，林輝男，金田稚子，田中新一，古賀五之，内田又功，川原隆造：外来寛解分裂病者に対する退薬プログラムの検討－Sulprideを用いた段階的間欠投与の試み．精神医学 38; 253-258, 1996.
45) Tasai,G., Goff,D.C., Chang,R.W., Flood,J., Baer,L., Coyle,J.T.: Markers of glutamatergic neurotransmission and oxidative stress associated with tardive dyskinesia. Am.J.Psychiatry 155; 1207-1213, 1998.
46) Tawara,Y., Nishikawa,T., Koga,I., Uchida,Y., Yamawaki,S.: Transient and intermittent oral dyskinesia appearing in a young woman ten days after neuroleptic treatment. Clin.Neuropharmacol. 20; 175-178, 1997.
47) 内田又功，津田彰，古賀五之，西川正：コンピューターシステムを利用した外来精神病者のフォローアップの試み－社会的適応状態と通院・服薬状況を中心として－．精神医学 25; 477-484, 1983.
48) 内田又功，津田彰，古賀五之，坂本俊文，西川正：外来精神病者の予後調査－コンピューター・フォローアップシステムよりの脱落例の検討－．精神医学 29; 1081-1090, 1987
49) 臺弘：早期の治療的介入と慢性病態の回復－特に分裂病について－．精神薬療基金研究年報 31; 1-9, 1999.
50) 八木剛平，田辺英：精神医学史における自然治癒力．精神療法 26; 430-440, 2000.
51) 山下格：分裂病圏の薬物使用．精神科治療学 13; 539-543, 1998.
52) Zubin,J., Spring,B.: Vulnerability－A new view of schizophrenia. J.Abnorm.Psychol. 86; 103-126, 1977.

■ 著者略歴

西川　正（にしかわ　ただし）

昭和22年7月5日　島根県浜田市に生まれる。
昭和47年　久留米大学医学部卒業。
現在，医療法人社団清和会西川病院理事長，久留米大学薬理学教室非常勤講師，久留米大学客員教授（大学院心理研究科），島根医科大学臨床教授。

著書に『分裂病ガイドブック―患者と家族のためのQ＆A―』（NOVA出版），『向精神薬の理論と実際』（医歯薬出版，分担執筆），『精神疾患の生物学的研究』（医学書院，分担執筆），『精神医学レビューNO.6』（ライフ・サイエンス，分担執筆）などがある。

分裂病治癒者のカルテ

2002年7月15日　初版第1刷発行
2021年6月28日　初版第2刷発行

著　者　西川　正
発行者　石澤雄司
発行所　株式会社　星和書店

東京都杉並区上高井戸1-2-5　〒168-0074
電話　03(3329)0031（営業）／03(3329)0033（編集）
FAX　03(5374)7186

©2002　星和書店　　Printed in Japan　　ISBN978-4-7911-0480-3

わかった！
統合失調症のベスト治療
病から脳とこころを解き放つ

渡部和成 著
四六判　112p　定価：本体 1,500円＋税

患者さんの人生を大切にする真の精神医療を探究し、統合失調症治療に長年かかわってきた著者が、大事な13のエッセンスを伝える。患者さん、ご家族、医療・福祉・行政関係の方々のために。

統合失調症治療イラストレイテッド

渡邉博幸 著
A5判　132p　定価：本体 2,000円＋税

統合失調症の治療に関わる医師や多職種のスタッフに向けて、疾患の情報をわかりやすく伝える1冊。千葉大学精神医学教室で使用している情報提供ツールや最新の知見を余さず紹介。

こころの治療薬ハンドブック
第13版

井上猛，桑原斉，酒井隆，鈴木映二，水上勝義，
宮田久嗣，諸川由実代，吉尾隆，渡邉博幸 編
四六判　448p　定価：本体 2,700円＋税

精神科で用いられる主要薬剤のすべてを1つずつ見開きページでわかりやすく解説。使用エピソードや処方・服用ポイントなど、患者さんや家族、コメディカルにも役立つ情報が満載の2021年最新版。

発行：星和書店　http://www.seiwa-pb.co.jp